KATHA MÜLLER

NARBEN HEILEN LEISE

TRAUMA VERSTEHEN UND ÜBERWINDEN

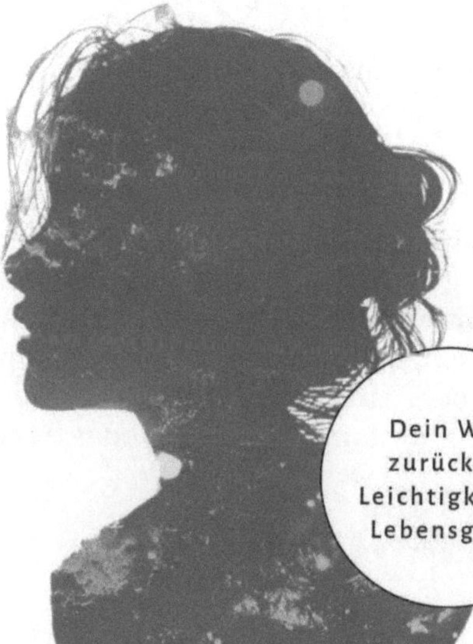

Dein Weg zurück zu Leichtigkeit & Lebensglück

Avenoir Verlag

Über das Buch

"Narben heilen leise" ist ein einfühlsamer Begleiter für Menschen auf ihrem Weg durch die Heilung von Trauma. Das Buch zeigt, dass unsichtbare Narben der Seele nicht das Ende, sondern der Beginn einer Transformation sein können. Statt schneller Lösungen finden Leser hier Worte für das Unaussprechliche und die Gewissheit, nicht allein zu sein. Es versteht sich als sanfter Leuchtturm in stürmischen Zeiten und lädt dazu ein, den leisen Weg der Heilung im eigenen Tempo zu gehen.

Imprint

Deutschsprachige Erstausgabe August 2025

Instagram: @AvenoirVerlag

kontakt@avenoir-verlag.de

Text: Katha Müller

Lektorat: Brigitte Weber

Buchsatz: Franziska Schneider

ISBN: 978-3-9827047-8-4

Inhalt

Vorwort

Du hältst dieses Buch in den Händen, weil du spürst, dass da etwas in dir ist, das nach Heilung ruft. Etwas, das lange Zeit im Verborgenen lag, sich aber immer wieder bemerkbar macht. In schlaflosen Nächten, in Momenten unerklärlicher Traurigkeit oder in der Art, wie du dich manchmal vor der Welt verschließt. Du bist nicht allein mit diesem Gefühl. Trauma hinterlässt unsichtbare Narben, die oft leiser schmerzen als körperliche Wunden, aber nicht weniger real sind. Dieses Buch möchte dir zeigen, dass diese Narben nicht dein Schicksal bestimmen müssen. Sie können zu Wegweisern deiner Stärke werden.

Diese Stärke zu finden ist ein Prozess, der Zeit und Geduld braucht. Der Weg der Heilung, den du gerade beginnst oder schon eine Weile gehst, ist kein gerader Pfad. Er windet sich, führt manchmal zurück zu schmerzhaften Erinnerungen, nur um dann wieder vorwärts in hellere Momente zu münden. Jede Seite in diesem Buch ist wie eine sanfte Hand, die dich auf diesem Weg begleitet. Sie zwingen dich zu nichts, drängen nicht, sondern laden dich ein, in deinem eigenen Tempo zu gehen. Denn Heilung kann nicht erzwungen werden. Sie entfaltet sich, wenn du bereit bist, ihr Raum zu geben.

Dieser Raum, den du dir selbst gibst, wird gefüllt mit den Gedanken und Impulsen, die dich auf den folgenden Seiten erwarten. Was du hier findest, sind keine schnellen Lösungen oder oberflächlichen Ratschläge. Stattdessen begegnest du einer Sammlung von Perspektiven, die aus dem Verständnis entstanden sind, dass Trauma nicht einfach verschwindet. Es ist Teil deiner Geschichte geworden, aber es definiert nicht, wer du bist. Du bist so viel mehr als das, was dir widerfahren ist. Du bist die Kraft, die trotz allem weitergeht, die Hoffnung, die sich nicht auslöschen lässt, und der Mut, der dich dieses Buch hat öffnen lassen.

Dieser Mut wird dich durch die kommenden Seiten tragen, auch wenn der Weg manchmal schwer wird. Während du durch diese Impulse reist, wirst du merken, dass Heilung nicht bedeutet, zu vergessen oder so zu tun, als wäre nichts geschehen. Heilung bedeutet, einen neuen Umgang mit dem Erlebten zu finden und eine neue Beziehung zu dir selbst aufzubauen. Es bedeutet, dir selbst mit der gleichen Güte zu begegnen, die du einem geliebten Menschen entgegenbringen würdest. Manchmal wirst du beim Lesen weinen, und diese Tränen dürfen fließen, denn sie sind Teil des Prozesses. Manchmal wirst du lächeln, wenn du erkennst, wie weit du schon gekommen bist. Beides ist gleich wertvoll und wichtig für deine Heilung.

Auch wenn dieses Buch ein wertvoller Begleiter ist, kann es deine professionelle therapeutische Begleitung nicht ersetzen, falls du eine solche hast oder brauchst. Aber es kann ein treuer Freund sein in den stillen Momenten, wenn du allein mit deinen Gedanken bist. Es kann dir Worte geben für Gefühle, die du bisher nicht benennen konntest, und dir zeigen, dass es Wege gibt, selbst wenn du sie jetzt noch nicht sehen kannst. Jede Narbe erzählt eine Geschichte von Überleben, und in diesem

Überleben liegt bereits der Keim der Heilung. Du hast es bis hierher geschafft, und das allein zeigt deine unglaubliche Stärke.

Möge diese Stärke dich weiter tragen auf deinem Weg zu innerem Frieden. Dieses Buch wird dir ein Leuchtturm sein in stürmischen Zeiten und ein sanfter Begleiter auf deinem persönlichen Heilungsweg. Denk daran, dass Heilung nicht über Nacht geschieht. Sie vollzieht sich in kleinen, mutigen Schritten, und jeden dieser Schritte darfst du in deinem eigenen Tempo gehen. Du verdienst Heilung, du verdienst Frieden, und du verdienst ein Leben, in dem deine Narben nicht mehr bestimmen, wohin du gehst. Sie werden Teil deiner Geschichte bleiben, aber sie werden zu Zeugen deiner Verwandlung. Von Schmerz zu Stärke, von Dunkelheit zu Licht, von Überleben zu wahrhaftigem Leben.

Du bist mutiger, als du glaubst, und deine Heilung hat bereits begonnen.

Was ist ein Trauma wirklich?

Trauma ist nicht das, was geschehen ist.
Es ist das, was danach bleibt.
Es ist der Körper, der sich erinnert,
wenn der Verstand vergessen will.

Es ist das Zusammenzucken
bei harmlosen Geräuschen.
Das Erstarren bei vertrauten Gerüchen.
Die Angst vor Berührungen, die heilen könnten.

Trauma macht aus Sicherheit eine Illusion.
Aus Nähe eine Bedrohung.
Aus Stille einen Sturm.

Es lässt gestern wie heute erscheinen.
Alte Wunden bei neuen Begegnungen bluten.
Den Alarm weiterklingen,
obwohl die Gefahr vorbei ist.

Trauma ist keine Schwäche.
Kein persönliches Versagen.
Es ist die Art, wie die Seele überlebt hat.
Wie sie geschützt hat, so gut sie konnte.

Und manchmal schützt sie so gut,
dass sie vergisst, wieder aufzuhören.

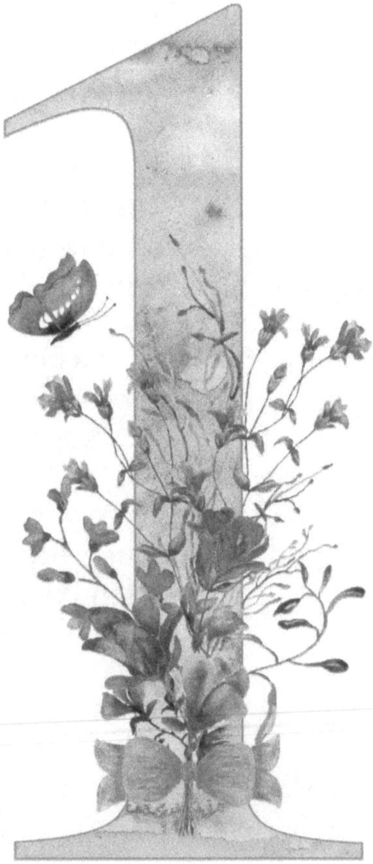
1

Trauma verstehen

Deine Wunden sind nicht deine Schuld.
Aber deine Heilung liegt in deinen Händen,
und du darfst dir dabei alle Zeit der Welt nehmen.

Im Leben gibt es Erfahrungen, die eine unsichtbare Grenze ziehen zwischen dem Menschen, der wir einmal waren, und dem, der wir danach sind. Vielleicht war es ein einzelner Moment, der alles veränderte, oder eine lange Zeit der Überforderung, die sich schleichend in dein Leben geschlichen hat. Was auch immer es war, es hat etwas in dir hinterlassen, das sich schwer in Worte fassen lässt. Die Welt um dich herum läuft weiter, als wäre nichts geschehen, aber in dir hat sich etwas fundamental verschoben. Du spürst es in der Art, wie du morgens aufwachst, wie du durch den Tag gehst, wie du abends nicht zur Ruhe kommst. Es ist da, auch wenn du es nicht benennen kannst.

Das Wort *Trauma* fühlt sich manchmal zu groß an, zu dramatisch für das, was du erlebt hast. Mag sein, dass du dich dabei ertappst, wie du deine eigene Erfahrung kleinredest, sie mit dem vergleichst, was andere durchgemacht haben. Du denkst an Kriegsgebiete, an schwere Unfälle, an verheerende Katastrophen und fragst dich, ob du überhaupt das Recht hast, dich traumatisiert zu fühlen. Diese Zweifel, dieses Infragestellen der eigenen Wahrnehmung, ist bereits Teil dessen, was Trauma mit uns macht. Es untergräbt unser Vertrauen in uns selbst, in unsere Gefühle, in unsere Berechtigung, Raum einzunehmen mit unserem Schmerz. Die Wahrheit aber ist, dass Trauma nicht an der objektiven Schwere eines Ereignisses gemessen werden kann. Was für dich zu viel war, war zu viel. Punkt. Es gibt keine Messlatte, die du erreichen musst, um dir Mitgefühl und Verständnis zu erlauben.

Um zu verstehen, was in dir vorgeht, hilft es zu wissen, wie Trauma überhaupt entsteht. So beginnt es in dem Moment, in dem unsere Bewältigungsmöglichkeiten überfordert sind, wenn das, was auf uns einströmt, zu viel, zu schnell, zu überwältigend ist. Unser Nervensystem, das wunderbare und komplexe Netzwerk, das uns durchs Leben navigiert, gerät dann in einen Ausnahmezustand. Es aktiviert Überlebensprogramme, die in unserer Biologie angelegt sind und die nur ein Ziel haben: uns am Leben zu halten. Diese Programme sind kraftvoll und effektiv, aber sie sind für akute Gefahrensituationen gedacht, nicht für den Dauerbetrieb. Wenn sie nicht wieder abgeschaltet werden können, wenn unser System im Alarmzustand stecken bleibt, dann sprechen wir von Trauma. Als würde ein Brandmelder weiterschrillen, obwohl das Feuer längst gelöscht ist, als könnte unser inneres Warnsystem nicht mehr unterscheiden zwischen echter und vergangener Gefahr.

Die Art und Weise, wie sich Trauma zeigt, ist so individuell wie die Menschen, die es erleben. Kann sein, dass du es an der ständigen inneren Unruhe merkst, die dich nicht loslässt, an der Unfähigkeit, wirklich zu entspannen, selbst in sicheren

Situationen. Oder du fühlst dich wie abgeschnitten von dir selbst und der Welt, als würde eine unsichtbare Glaswand zwischen dir und dem Leben stehen. Manche Menschen erleben intensive Gefühlsausbrüche, die sie selbst nicht verstehen, andere fühlen gar nichts mehr und erschrecken über ihre eigene Gefühllosigkeit. Da sind die Albträume, die immer wiederkehren, die Erinnerungen, die sich aufdrängen, wenn du sie am wenigsten erwartest, die körperlichen Symptome, für die kein Arzt eine Erklärung findet. All das sind keine Zeichen von Schwäche oder Versagen. Es sind die Wege, auf denen dein System versucht, mit einer Erfahrung umzugehen, die nicht integriert werden konnte.

Was unser Verständnis von Trauma so wichtig macht, ist die Erkenntnis, dass all diese Reaktionen Sinn ergeben. Sie sind nicht verrückt, nicht übertrieben, nicht falsch. Sie sind menschliche Antworten auf Situationen, die unsere normale Verarbeitungskapazität übersteigt haben. Wenn wir beginnen, die Logik hinter unseren Symptomen zu verstehen, können wir aufhören, gegen uns selbst zu kämpfen. Wir können erkennen, dass der Teil in uns, der uns mit Angst überflutet, eigentlich versucht, uns zu beschützen. Dass die Distanz, die wir zu anderen aufbauen, einmal überlebenswichtig war. Dass die erhöhte Wachsamkeit, die uns erschöpft, aus einer Zeit stammt, in der sie tatsächlich unser Leben gerettet hat. Diese Perspektive verändert alles. Statt uns für unsere Reaktionen zu verurteilen, können wir beginnen, sie als das zu sehen, was sie sind: Überlebensstrategien, die einmal sinnvoll waren und die jetzt nach Aktualisierung rufen.

Und leider sprechen wir in unserer heutigen Gesellschaft zu wenig über die Alltäglichkeit von Trauma. Wir stellen uns darunter immer die großen, offensichtlichen Katastrophen vor und übersehen dabei, wie viele Menschen stille Wunden in sich tragen. Das Kind, das in einem Haushalt aufwächst, in dem seine emotionalen Bedürfnisse nicht gesehen werden. Die Person, die in einer Beziehung langsam ihre Identität verliert. Der Mensch, der täglich Mikroaggressionen erlebt, die sich zu einer großen Last summieren. All diese Erfahrungen können traumatisierend sein, auch wenn sie von außen betrachtet nicht dramatisch erscheinen. Es ist nicht das Ereignis selbst, das bestimmt, ob etwas traumatisch ist, sondern die Wirkung, die es auf das individuelle System hat. Und diese Wirkung hängt von so vielen Faktoren ab: von unserem Alter, als es passierte, von den Ressourcen, die uns zur Verfügung standen, von der Unterstützung, die wir hatten oder nicht hatten, von unserer individuellen Sensitivität und Resilienz.

Wahrscheinlich hast du dich schon einmal gefragt, warum manche Menschen scheinbar unbeschadet durch schwierige Erfahrungen gehen, während andere lange darunter leiden. Die Antwort liegt nicht in persönlicher Stärke oder Schwäche. Sie liegt in einem komplexen Zusammenspiel von Faktoren, die oft außerhalb unserer Kontrolle liegen. Ein Kind, das nach einem traumatischen Erlebnis in liebevolle Arme zurückkehren kann, hat andere Verarbeitungsmöglichkeiten als ein Kind, das mit seiner Angst allein bleibt. Ein Erwachsener, der in einem unterstützenden Umfeld lebt, kann anders mit Belastungen umgehen als jemand, der isoliert ist. Unsere Resilienz ist keine festgeschriebene Eigenschaft, sondern etwas, das sich in Beziehungen entwickelt und durch die Umstände, in denen wir leben, genährt oder untergraben werden kann.

Die gute Nachricht ist, dass Verstehen der erste Schritt zur Veränderung ist. Wenn wir begreifen, wie Trauma funktioniert, wie es sich in unserem Leben zeigt, warum wir reagieren, wie wir reagieren, dann öffnet sich ein Raum für Mitgefühl mit uns selbst. Wir können aufhören, uns für etwas zu verurteilen, das eine normale Reaktion auf unnormale Umstände war. Wir können beginnen, die Weisheit in unseren Schutzmechanismen zu erkennen und gleichzeitig sanft daran arbeiten, neue Wege zu finden. Dieser Prozess braucht Zeit, Geduld und vor allem Verständnis mit sich selbst. Er ist keine gerade Linie, sondern ein Weg mit Kurven, Rückschritten und überraschenden Durchbrüchen. Aber es ist ein Weg, der gegangen werden kann, Schritt für Schritt, in deinem eigenen Tempo.

So fühlt sich ein Trauma wirklich an

Es fühlt sich an, als wäre alles falsch.
Als gehörst du nicht in dein eigenes Leben.
Als wärst du nur Zuschauer.

Der Brustkorb wird eng,
obwohl genug Luft da ist.
Das Herz rast,
obwohl keine Gefahr droht.

Es ist die Angst vor dem Nichts.
Die Panik vor der Erinnerung.
Das Gefühl, wieder dort zu sein.

Alles ist gleichzeitig zu viel und zu wenig.
Zu laut und zu still.
Zu nah und zu fern.

Der Körper ist im Alarmzustand,
während alle sagen, es sei alles gut.

Trauma fühlt sich an wie gefangen sein
in einem Moment, der nicht aufhört.

Was Trauma mit deiner Seele macht

Es nimmt die Farben aus der Welt.
Macht aus Vertrauen eine Fremdsprache.
Aus Sicherheit ein Märchen.

Die Seele zieht sich zurück.
Tief nach innen.
Wo niemand sie verletzen kann.

Sie baut Mauern aus Misstrauen.
Gräben aus Angst.
Zäune aus Kontrolle.

Was einmal offen war, verschließt sich.
Was einmal weich war, wird hart.
Was einmal fühlte, wird taub.

Die Seele überlebt, aber lebt nicht.
Funktioniert, aber fühlt nicht.
Existiert, aber ist nicht.

Doch tief drinnen wartet sie noch.
Die Seele, die einmal war.

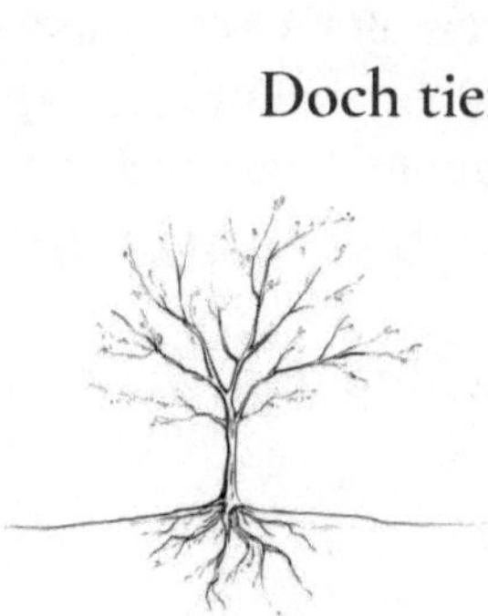

- 1 -

Auch Flüstern ist eine Stimme

Es gibt Menschen, die im Feuer standen, und Menschen, die an der Kälte erfroren sind. Beide haben gelitten.

Wie oft hast du deine Geschichte kleingeredet, weil andere Schlimmeres erlebt haben? Diese Stimme, die ständig vergleicht, ist Teil eines Systems, das uns beibringt, nur extremes Leid sei berechtigt. Als gäbe es eine Messlatte, die dein Schmerz erst überspringen muss, bevor er zählt.

Doch dein Körper kennt diese Messlatte nicht. Trauma wirkt nicht proportional zu seiner vermeintlichen Größe. Ein einziger Satz kann ein Leben verändern. Ein Moment der Ohnmacht kann sich für immer einbrennen. Dein Nervensystem unterscheidet nicht zwischen großem und kleinem Trauma. Es kennt nur die Überforderung, den Schmerz, und speichert ab, was zu viel war.

Genau deshalb verletzt du dich selbst, wenn du deine Erfahrung kleinredest. Du sendest dir die Botschaft, dass deine Gefühle nicht wichtig sind. Aber dein Schmerz braucht keine Rechtfertigung, keinen Vergleich. Er braucht Anerkennung und Mitgefühl. Heilung beginnt dort, wo wir aufhören, unser Leid zu bewerten.

Nimm dir heute den Raum, den dein Schmerz braucht, ohne ihn kleiner zu machen.

\- 2 -

Was der Körper nicht vergisst

Der Körper führt Buch über jeden Moment,
in dem du nicht fliehen konntest.

Dein Körper ist kein Verräter, auch wenn es sich manchmal so anfühlt. Wenn dein Herz beim Klang einer zuschlagenden Tür rast. Wenn deine Hände bei einem bestimmten Geruch zittern. Wenn du erstarrst, wo andere entspannt bleiben. Das sind keine Fehlfunktionen. Es sind die Spuren dessen, was war. Dein Nervensystem hat in Sekundenbruchteilen entschieden, wie es dich am besten schützt. Kampf, Flucht oder Erstarren. Diese Entscheidung war richtig, denn du hast überlebt.

Das Problem ist nur, dass dein Körper nicht vergessen kann. Er trägt die Erinnerung in jeder Zelle, in jedem Nerv, in jeder Faser. Während dein Verstand versucht weiterzugehen, bleibt dein Körper in Alarmbereitschaft. Er scannt jeden Raum, jede Stimme, jede Bewegung. Er will dich beschützen vor etwas, das nicht mehr da ist, aber einmal war. Diese Wachsamkeit ist erschöpfend, aber sie ist keine Schwäche. Sie ist der Beweis, wie sehr dein Körper dich liebt. Wie sehr er dich beschützen will. Auch wenn der Krieg vorbei ist, steht er noch Wache.

Danke deinem Körper heute für seine Wachsamkeit und erinnere ihn sanft daran: Jetzt sind wir sicher.

- 3 -

Du. Hier. Jetzt.

Jeder Morgen, an dem du aufwachst, ist ein stiller Triumph über das, was dich brechen wollte.

Schau dich an. Du sitzt hier, atmest, liest diese Zeilen. Das mag dir selbstverständlich erscheinen, aber es ist ein Wunder. Du hast überlebt, was auch immer es war. Du hast Tage durchgestanden, von denen du dachtest, sie würden dich zerreißen. Nächte, die endlos schienen. Momente, in denen alles zu viel war.

Aber hier bist du. Dein Herz schlägt weiter. Deine Lungen füllen sich mit Luft. Deine Augen können noch sehen, deine Hände noch fühlen. Das ist kein Zufall. Das ist deine Stärke. Auch wenn du dich schwach fühlst, auch wenn du glaubst, nur noch eine Hülle zu sein. Dein Dasein ist der Beweis des Gegenteils.

Jeder Tag, den du lebst, ist ein Sieg. Jeder Atemzug eine kleine Revolution gegen das, was dich auslöschen wollte. Du musst nicht stark sein. Du musst nicht heilen. Du musst nicht funktionieren. Du musst nur da sein. Und das bist du. Hier. Jetzt. Lebendig.

Lege eine Hand auf dein Herz und spüre den Rhythmus von jemandem, der nie aufgegeben hat.

Du glaubst, du übertreibst

Du zählst die Gründe auf,
warum du kein Recht hast,
dich so zu fühlen.

Du vergleichst dein Leid
mit dem der anderen.
Und findest deins immer kleiner.

Du nennst deine Tränen grundlos.
Deine Angst übertrieben.
Deine Erschöpfung Schwäche.

Du entschuldigst dich
für den Raum, den du einnimmst.
Für die Hilfe, die du brauchst.
Für den Schmerz, den du fühlst.

Du hast gelernt,
dich selbst zum Schweigen zu bringen,
bevor es andere tun.

-4-

Wenn der Körper Alarm schlägt

Dein Nervensystem kann zwischen einer Erinnerung und einer echten Bedrohung nicht unterscheiden.

Plötzlich bist du wieder dort. Der Raum um dich verschwindet, die Zeit kollabiert. Dein Körper reagiert, als wäre die Gefahr real, als wäre sie jetzt. Das Herz hämmert, die Luft wird knapp, jeder Muskel spannt sich. Du weißt rational, dass du sicher bist, aber dein Körper glaubt dir nicht. Er ist gefangen in einem Moment, der längst vorbei ist.

Diese Flashbacks, diese Panikwellen, diese ständige Wachsamkeit bedeuten nicht, dass mit dir etwas nicht stimmt. Sie sind die Art, wie dein System dich beschützt. Es hat gelernt, dass die Welt gefährlich sein kann, und jetzt sieht es überall Schatten der alten Gefahr. Jedes ähnliche Geräusch, jeder verwandte Geruch, jede vergleichbare Bewegung wird als potenzielle Bedrohung eingestuft. Dein Körper irrt sich lieber hundertmal, als einmal zu spät zu reagieren.

Flüstere deinem panischen Herzen zu, dass die Gefahr nur eine Erinnerung ist, die sich echt anfühlt.

- 5 -

Momentaufnahme oder Endlosschleife

Manche erleben einen Sturm.
Andere wachsen in einem auf.

Es gibt Trauma, das wie ein Blitz einschlägt. Ein Unfall, ein Übergriff, ein Verlust. Ein einzelner Moment, der alles verändert. Die Welt teilt sich in ein *Davor* und *Danach*. Du weißt genau, wann es passiert ist, kannst es benennen, datieren, einordnen.

Dann gibt es das andere Trauma. Das schleichende, das alltägliche, das normale. Wenn Angst dein Zuhause war. Wenn Unsicherheit dein Normalzustand wurde. Wenn du nicht sagen kannst, wann es anfing, weil es immer schon da war. Keine einzelne Wunde, sondern tausend kleine Schnitte, die sich zu einer großen Narbe verbinden.

Beide Formen sind real. Beide verdienen Anerkennung. Der einzelne Schlag ist nicht schlimmer als die endlose Erosion. Die plötzliche Flut nicht zerstörerischer als der stetige Tropfen. Dein Nervensystem kennt keinen Unterschied zwischen einmal zu viel und immer ein bisschen zu viel. Es weiß nur, dass es überlastet wurde.

Gib deinem Schmerz heute einen Namen, egal ob er aus einem Moment oder aus vielen Jahren besteht.

- 6 -

Die Abwesenheit von...

Manchmal ist das, was fehlte,
schmerzhafter als das, was da war.

Nicht alle Wunden entstehen durch das, was uns angetan wurde. Manche entstehen durch das, was nie geschah. Die Umarmung, die ausblieb. Das tröstende Wort, das nie kam. Die Sicherheit, die niemand gab. Du kannst nicht auf etwas zeigen und sagen, das war es. Denn wie zeigst du auf eine Leerstelle?

Diese Art von Trauma ist besonders grausam, weil sie unsichtbar bleibt. Andere verstehen einen Schlag, aber wie erklärst du die Kälte eines Zuhauses ohne Wärme? Wie beschreibst du den Hunger nach Zuwendung, der nie gestillt wurde? Du zweifelst an deinem Recht zu leiden, weil dir ja *nichts passiert* ist. Aber Vernachlässigung ist kein Nichts. Sie ist die aktive Verweigerung dessen, was jeder Mensch zum Gedeihen braucht.

Deine Seele weiß, was ihr gefehlt hat. Sie trägt die Abdrücke all der Momente, in denen du allein warst mit deiner Angst, deinem Schmerz, deiner Verwirrung. Diese Leerstellen formen uns genauso wie alles andere.

Erlaube dir heute zu trauern um das, was du gebraucht hättest und nie bekommen hast.

Du funktionierst nur noch

Du stehst morgens auf,
obwohl nichts in dir aufstehen will.
Du gehst durch die Bewegungen des Tages
wie durch einen stummen Film.

Du erledigst, was erledigt werden muss.
Hakst Listen ab. Erfüllst Erwartungen.
Niemand merkt, dass du dabei nicht da bist.

Du hast verlernt zu wollen.
Nur noch müssen ist geblieben.
Du weißt nicht mehr,
wann du zuletzt etwas gefühlt hast,
das nicht von Erschöpfung geprägt war.

Du bist eine perfekte Maschine geworden.
Effizient, zuverlässig, leer.

Ich zerfalle in tausend Scherben

Ich halte mich jeden Morgen zusammen,
sammle die Teile von mir auf.
Setze ein Lächeln zusammen,
das fast echt aussieht.

Ich bin gleichzeitig hier und nicht hier.
Anwesend und abwesend.
Ein Teil von mir schreit,
während der andere schweigt.
Ein Teil will fliehen,
während der andere erstarrt.

Ich weiß nicht mehr,
welche Version von mir die echte ist.
Ob es überhaupt noch eine echte gibt.

Ich bin ein Puzzle,
dem wichtige Teile fehlen.
Jeden Tag verliere ich mehr davon.

Bald ist nichts mehr übrig
außer der Hülle, die so tut,
als wäre sie ganz.

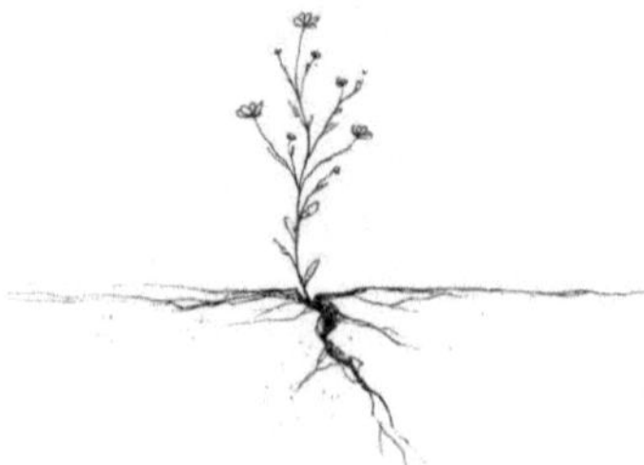

- 7 -

Identität jenseits der Bruchstellen

Du bist nicht das, was dir passiert ist.
Du bist das, was trotzdem geblieben ist.

Es ist so leicht, sich in seiner Verletzung zu verlieren. Das Trauma wird zur Brille, durch die du alles siehst. Jede Entscheidung, jede Reaktion, jede Beziehung wird davon gefärbt. Du vergisst, wer du warst, bevor es passierte. Oder schlimmer noch, du glaubst, das Trauma sei alles, was du bist. Als wärst du nur noch die Summe deiner Wunden.

Du bist aber so viel mehr. Du bist die Person, die trotz allem noch lacht, wenn auch seltener. Die noch träumt, wenn auch vorsichtiger. Die noch liebt, wenn auch ängstlicher. Das Trauma ist ein Teil deiner Geschichte, aber es ist nicht deine ganze Geschichte. Es ist ein Kapitel, nicht das ganze Buch. Du bist immer noch der Mensch mit den speziellen Vorlieben, den eigenwilligen Gedanken, den kleinen Macken, die nichts mit deiner Verletzung zu tun haben.

Deine Essenz wurde erschüttert, aber nicht ausgelöscht.
Sie wartet darauf, wieder mehr Raum einzunehmen.
Wieder sichtbarer zu werden zwischen all den Narben.

Suche heute nach einem Teil von dir, den das Trauma nicht berührt hat. Er ist noch da.

- 8 -

Verstehen statt verurteilen

Jedes seltsame Verhalten hat eine Geschichte,
in der es Sinn ergab.

Du schämst dich für deine Reaktionen. Warum kannst du nicht einfach normal sein? Warum musst du immer überreagieren, dich zurückziehen, kontrollieren, misstrauen? Du verurteilst dich für jeden Schutzmechanismus, als wäre er ein Charakterfehler. Als hättest du dir ausgesucht, so zu sein.

Aber jede deiner Reaktionen hatte einmal einen Grund. Das Misstrauen hat dich vor weiteren Verletzungen bewahrt. Die Kontrolle gab dir Sicherheit, wo keine war. Der Rückzug schützte dich vor Überforderung. Das waren keine schlechten Entscheidungen, sondern die besten, die du in diesem Moment treffen konntest. Dein System hat gelernt und sich angepasst. Es hat Überlebensstrategien entwickelt, die damals brillant waren. Dass sie heute nicht mehr passen, macht sie nicht falsch. Es macht sie nur veraltet.

Du bist kein kaputter Mensch mit störenden Angewohnheiten. Du bist ein Mensch, dessen Schutzmechanismen auf Hochtouren laufen. Der Unterschied ist gewaltig.

Frage heute eine deiner schwierigen Eigenschaften, wovor sie dich beschützen will.

- 9 -

Hinschauen als Rebellion

Das Schweigen zu brechen ist der erste Akt der Befreiung.

Es gibt eine stille Übereinkunft in unserer Welt. Wir sprechen nicht über das, was wehtut. Wir tun so, als wäre nichts geschehen. Wir wahren die Fassade. Und du hast mitgespielt, jahrelang vielleicht. Hast geschwiegen, wo du hättest schreien wollen. Hast gelächelt, wo du hättest weinen sollen. Das Hinschauen, das Benennen dessen, was war, fühlt sich an wie Verrat. Als würdest du eine heilige Regel brechen.

Genau dieses Hinschauen ist deine Rebellion. Wenn du deine Geschichte ansiehst, ohne wegzuschauen, nimmst du ihr die Macht über dich. Wenn du das Unaussprechliche aussprichst, wird es kleiner. Das Trauma lebt von deinem Schweigen. Es wächst im Dunkeln, ernährt sich von deiner Scham. Licht und Sprache sind seine natürlichen Feinde. Du musst deine Geschichte nicht laut herausschreien. Sie anzuerkennen, ihr ins Gesicht zu sehen, sie beim Namen zu nennen, das ist der mutigste Akt des Widerstands.

Sprich heute ein einziges wahres Wort über das, was dir passiert ist, und sei es nur zu dir selbst.

- 10 -

Warum die Zeit keine Therapeutin ist

Zeit vergeht. Schmerz bleibt. Bis du ihm begegnest.

Sie haben es dir versprochen. Zeit heilt alle Wunden. Warte nur ab. Es wird besser. Irgendwann. Und du hast gewartet. Monate, Jahre, Jahrzehnte vielleicht. Die Zeit ist vergangen, aber der Schmerz ist geblieben. Er hat sich nur besser versteckt. Tiefer eingegraben. Eine neue Form angenommen.

Zeit allein heilt kein Trauma. Sie legt nur Staub darauf. Das macht die Wunde nicht kleiner, nur unsichtbarer. Während du wartest, dass es von selbst besser wird, richtet sich dein Nervensystem in der Alarmbereitschaft ein. Gewöhnt sich an die Anspannung. Macht sie zu deinem Normalzustand. Die Jahre ändern nichts an den Mustern, die sich eingebrannt haben.

Heilung braucht mehr als verstrichene Tage. Sie braucht deine bewusste Zuwendung. Deine Bereitschaft, hinzuschauen statt wegzuschauen. Sie braucht Raum, Worte, manchmal professionelle Begleitung. Warten ist keine Therapie. Es ist einfach nur Warten. Nicht mehr.

Benenne heute eine Wunde, die du jahrelang mit "Das ist schon okay" übertüncht hast.

Du bist dir fremd geworden

Du erkennst dich nicht
mehr im Spiegel.
Die Person, die zurückschaut,
ist eine Fremde.

Du weißt nicht mehr,
was du willst.
Was du fühlst.
Wer du bist.

Deine eigenen Gedanken
kommen dir vor
wie die eines anderen.

Du hast vergessen,
was dich ausmacht.
Was dich lebendig fühlen lässt.

Du bewegst dich durch dein Leben
wie durch einen fremden Film.

- 11 -

Sei gut zu dir

Mit dir selbst verbringst du dein ganzes Leben.
Mache diese Beziehung zu einer guten.

Du bist härter zu dir als zu jedem anderen Menschen. Die Worte, die du zu dir sagst, würdest du niemandem sonst zumuten. Du verweigerst dir Mitgefühl, Pausen, Verständnis. Als hättest du es nicht verdient, mit Güte behandelt zu werden. Du bestrafst dich für das, was dir angetan wurde. Machst dich zum Komplizen deines eigenen Leids. Führst fort, was andere begonnen haben.

Selbstmitgefühl ist keine Selbstmitleid. Es ist die radikale Entscheidung, auf deiner Seite zu stehen. Dir zuzuhören, wenn du müde bist. Dir zu glauben, wenn du sagst, dass es wehtut. Dir zu geben, was du brauchst, ohne dass du darum betteln musst. Du kannst nicht heilen, während du gegen dich kämpfst. Heilung beginnt dort, wo du aufhörst, dein eigener Feind zu sein, und anfängst, dein eigener Verbündeter zu werden.

Sprich heute zu dir selbst, wie du zu einem geliebten Kind sprechen würdest, das Trost braucht.

- 12 -

Namensgebung

Die richtigen Worte zu finden ist der Anfang der Heilung.

Du hast so lange nach Worten gesucht. Versucht zu erklären, was in dir vorgeht. Es war "irgendwie komisch". Es hat sich "nicht gut angefühlt". Du hast es "schwierige Kindheit" genannt oder "komplizierte Beziehung". Diese vagen Worte waren wie Nebel, der die Wahrheit verschleiert. Sie haben dich selbst im Unklaren gelassen über das, was wirklich geschehen ist.

Präzise Worte hingegen verändern alles. Wenn du endlich sagen kannst, was es wirklich war, ordnet sich etwas in dir. Die Verwirrung weicht der Klarheit. Das Chaos bekommt eine Form. Du verstehst plötzlich, warum du so reagierst, wie du reagierst. Warum bestimmte Dinge dich triggern. Die richtigen Worte sind wie eine Landkarte, die dir zeigt, wo du warst und warum du heute hier stehst.

Solange diese Klarheit fehlt, bleibst du im Ungefähren gefangen. Du kannst nicht heilen, was du nicht benennen kannst. Erst wenn du weißt, womit du es zu tun hast, kannst du die richtige Hilfe suchen, die richtigen Grenzen setzen, den richtigen Weg finden. Die präzisen Worte sind dein Kompass durch die Verwirrung.

Ersetze heute ein verschleierndes Wort durch das, was wirklich geschehen ist.

Ich bin eine Fremde in meinem eigenen Leben

Ich wache auf und weiß nicht,
warum ich hier bin.
Wofür ich das alles mache.
Für wen.

Ich sage die richtigen Worte.
Lächle an den richtigen Stellen.
Nicke, wenn ich nicken soll.
Aber innerlich bin ich nicht da.

Es ist, als würde ich mir selbst
beim Leben zuschauen.
Von ganz weit weg.

Menschen sprechen mit mir
und ich antworte.
Aber es fühlt sich an,
als würde jemand anders antworten.

Ich erkenne meine Stimme nicht.
Meine Gedanken nicht.
Meine Gefühle schon gar nicht.

Alles gehört mir
und gleichzeitig nichts davon.

- 13 -

Was niemals da war

Du kannst nicht vermissen, was du nie kennengelernt hast. Und doch tust du es.

....

Sicherlich kennst du diese eine Art von Schmerz, für die wir kaum Worte haben. Der Schmerz um das, was hätte sein sollen, aber nie war. Die Geborgenheit, die niemand gab. Die Ermutigung, die nie kam. Das Gefühl, in dieser Welt willkommen zu sein. Du kannst nicht sagen, was genau gefehlt hat, weil du nicht weißt, wie es sich angefühlt hätte. Du kennst nur die Leere, wo etwas hätte sein sollen. Den Hunger nach etwas, das du nicht benennen kannst.

Eben dieser Mangel hat dich genauso geformt wie jede direkte Verletzung. Er hat dir beigebracht, dass du nicht wichtig bist. Dass deine Bedürfnisse keine Rolle spielen. Dass du einfach allein klarkommen musst. Du hast gelernt, ohne das auszukommen, was jeder Mensch braucht, und hältst das für normal. Du zweifelst an deinem Recht zu trauern, weil dir ja "nichts Schlimmes" passiert ist. Doch das Ausbleiben von Liebe, Schutz und Zuwendung ist kein *Nichts*. Es ist eine ganz eigene Form der Verletzung.

Stelle dir heute die Frage, die dir als Kind niemand gestellt hat. Was brauchst du wirklich?

- 14 -

Die Kunst, sich fallen zu lassen

Wer nie aufgefangen wurde, hat Angst zu fallen.

Du hältst dich mit aller Kraft fest. An der Kontrolle, an der Fassade, an dem Glauben, alles allein schaffen zu müssen. Hilfe anzunehmen fühlt sich wie Versagen an. Als würdest du zugeben, dass du nicht stark genug bist. Du hast gelernt, dass du nur auf dich selbst zählen kannst. Dass andere dich enttäuschen werden. Dass Abhängigkeit gefährlich ist.

In Wahrheit ist diese scheinbare Stärke nur eine Mauer aus Angst. Die Angst, wieder allein gelassen zu werden. Du hast zu oft ins Leere gegriffen, als du Halt gesucht hast. Zu oft geschrien, ohne dass jemand kam. Jetzt schreist du gar nicht mehr. Du hast dich eingemauert in deine Selbstgenügsamkeit. Was du für Unabhängigkeit hältst, ist die Angst, dich noch einmal fallen zu lassen und nicht aufgefangen zu werden.

Doch Hilfe anzunehmen ist kein Zeichen von Versagen, sondern von Mut. Es braucht unglaublichen Mut, nach all den Enttäuschungen noch einmal zu vertrauen. Noch einmal die Hand auszustrecken. Noch einmal zu sagen, dass du es nicht allein schaffst. In dieser Verwundbarkeit liegt deine wahre Stärke.

Wage heute den kleinen Akt der Verwundbarkeit und bitte jemanden um etwas, das du dir sonst selbst gibst.

Dein Trauma ist real

Du denkst, du übertreibst.
Weil es doch "gar nicht so schlimm" war.
Weil andere mehr durchgemacht haben.

Aber dein Körper lügt nicht.
Das Zittern.
Die Wachsamkeit.
Die Erschöpfung.
Das ist kein Drama.
Das ist Erinnerung.

Trauma braucht keinen Zeugen,
um echt zu sein.
Es braucht keine Narben,
die man sehen kann.

Es reicht, dass du es trägst.
Jeden Tag.
Leise.
Allein.

- 15 -

Prolog eines neuen Kapitels

Jede Geschichte kann neu geschrieben werden,
auch wenn die ersten Kapitel bereits gedruckt sind.

Du stehst an einer Schwelle. Hinter dir liegt das Verstehen dessen, was war. Die Erkenntnis, warum du so bist, wie du bist. Warum du reagierst, wie du reagierst. Du hast deinem Schmerz ins Gesicht gesehen, ihm einen Namen gegeben, seine Mechanismen verstanden. Das war keine kleine Leistung. Vielmehr der mutige erste Schritt. Verstehen allein heilt noch nicht, aber ohne Verstehen gibt es keine Heilung.

Vor dir liegt ein Weg, den du noch nicht kennst. Ein Weg, auf dem du nicht mehr nur überlebst, sondern dein Leben gestaltest. Auf dem die alten Muster ihre Macht verlieren und neue Möglichkeiten entstehen. Das alte Kapitel ist nicht verschwunden. Es bleibt Teil deines Buches. Doch ab heute schreibst du die kommenden Seiten selbst. Du entscheidest, welche Wendung die Geschichte nimmt. Welche Figuren bleiben dürfen. Welches Ende du schreibst.

Schreibe heute den ersten Satz deines neuen Kapitels, indem du eine einzige Sache anders machst als gestern.

Ich bin gefangen in meinem eigenen Körper

Mein Körper fühlt sich an
wie ein Käfig,
aus dem ich nicht raus kann.

Ich will aus meiner Haut fahren.
Einfach aussteigen.
Woanders sein.

Meine Arme gehören mir nicht.
Meine Beine tragen jemand anderen.
Mein Herz schlägt für ein Leben,
das sich falsch anfühlt.

Ich berühre meine Haut
und spüre nichts.
Als wäre eine Wand zwischen mir
und meinem eigenen Körper.

Manchmal vergesse ich zu atmen.
Manchmal atme ich zu viel.

Ich bin hier drin eingesperrt
mit all den Erinnerungen,
die sich in meine Zellen gebrannt haben.

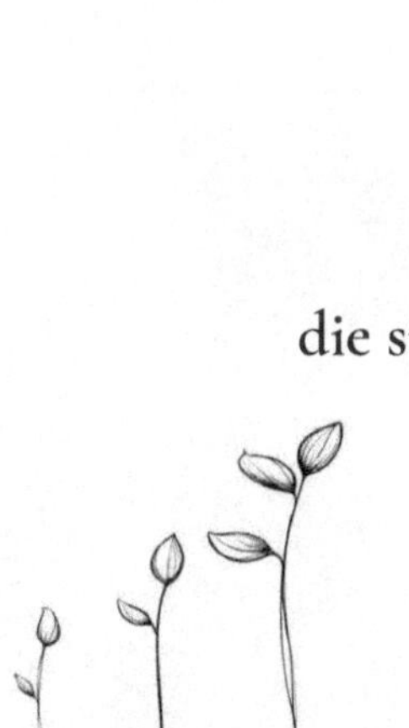

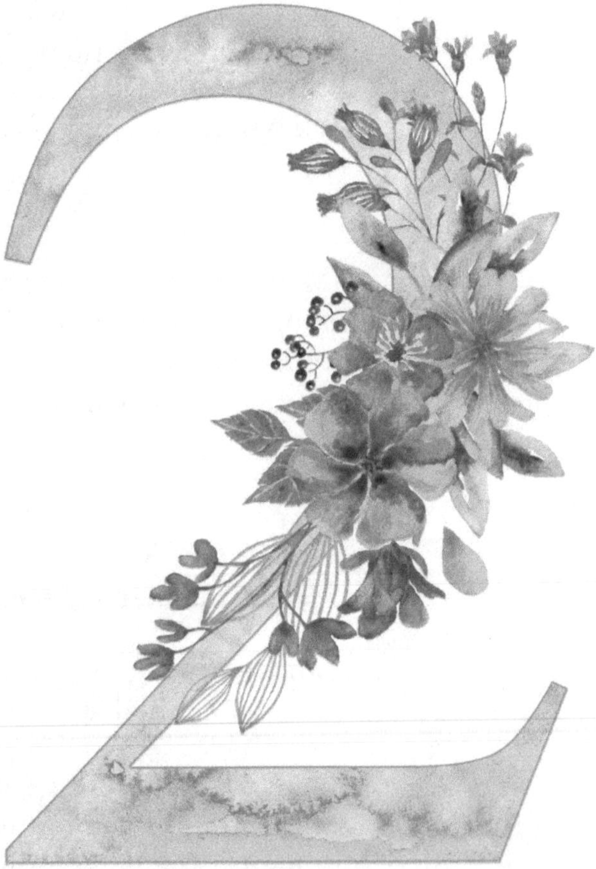

Unsichtbare Last

Manchmal trägt die Seele schwerer, als andere sehen können. Diese Last macht dich aber nicht schwach. Sie zeigt, wie viel du bereits getragen hast.

Die wahre Schwere des Traumas offenbart sich oft erst im Alltag. Nicht in den dramatischen Momenten, nicht in offensichtlichen Zusammenbrüchen, sondern in der stillen Bürde, die du Tag für Tag mit dir herumträgst. Diese Last webt sich so subtil in die Fasern deines Lebens, dass du manchmal selbst nicht mehr unterscheiden kannst, was davon du bist und was das Gewicht ist, das auf deinen Schultern ruht. Sie zeigt sich in tausend kleinen Momenten, die anderen Menschen nicht einmal auffallen würden. Im Zögern, bevor du einen Raum betrittst. In der Anspannung deiner Schultern, wenn das Telefon klingelt. In der Erschöpfung, die dich überkommt, obwohl du eigentlich nichts Anstrengendes getan hast.

Ganz unmerklich haben sich diese Trauma-Spuren in deinen Alltag eingeschlichen, bis du irgendwann dachtest, das gehört einfach zu dir. "*Ich bin eben ein ängstlicher Mensch*", sagst du dir.

Oder: "*Ich brauche einfach viel Zeit für mich allein.*" All das mag seine Richtigkeit haben, doch dahinter verbirgt sich mehr. Diese Eigenschaften sind Anpassungen, die dein Unterbewusstsein vorgenommen hat, um dich zu schützen. Sie sind so selbstverständlich geworden, dass die Erinnerung daran, dass es einmal anders war, verblasst ist.

Dein Körper trägt also diese Geschichte in sich, auch wenn dein Geist die Details längst verdrängt hat. Der Rücken schmerzt ohne erkennbare Ursache. Die Migräne meldet sich genau dann, wenn du zur Ruhe kommen könntest. Der Magen rebelliert bei der kleinsten Stresssituation. Deine bleierne Müdigkeit lässt sich nicht wegschlafen, egal wie viele Stunden du im Bett verbringst. In verspannten Muskeln, in flacher Atmung, in der Art, wie du dich unbewusst klein machst, manifestiert sich das unverarbeitete Trauma. Diese körperlichen Symptome sind keine Einbildung. Sie sind die sehr reale Sprache deines Systems, das nach Aufmerksamkeit ruft für Wunden, die nie richtig versorgt wurden.

In zwischenmenschlichen Beziehungen wird diese unsichtbare Last auf schmerzhafte Weise spürbar. Die Angst vor Nähe tarnt sich geschickt als Unabhängigkeit. Das Bedürfnis, immer einen Fluchtweg offen zu halten, deutest du als Freiheitsliebe. Wenn dir jemand Zuneigung zeigt, fällt es dir schwer, wirklich präsent zu sein. Oder du erlebst das Gegenteil: Ein verzweifeltes Klammern ergreift von dir Besitz, die Angst vor dem Verlassenwerden treibt dich zu Handlungen, die du später bereust. Trauma schiebt sich wie ein unsichtbarer Filter zwischen dich und die Menschen, die dir nahestehen wollen, und verzerrt alles, was an Gefühlen durchkommt.

Doch während diese Muster deine Verbindungen zu anderen erschweren, richtet sich ihre zerstörerischste Kraft nach innen. Denn am tiefsten greift Trauma in die Beziehung zu dir selbst ein. Deine *innere Kritikerin* hat sich dauerhaft in deinem Kopf eingenistet und kommentiert gnadenlos jeden deiner Schritte. Egal was du leistest, die Überzeugung, nicht gut genug zu sein, lässt sich nicht erschüttern. Eigene Bedürfnisse wahrzunehmen fällt dir schwer, für sie einzustehen scheint unmöglich. Du hast gelernt, dich selbst an letzte Stelle zu setzen, deine Grenzen zu übergehen, dich selbst so zu behandeln, wie du es bei einem geliebten Menschen niemals tun würdest. Diese Selbstvernachlässigung ist so zur Gewohnheit geworden, dass sie dir gar nicht mehr auffällt.

Wenn deine Beziehung zu dir selbst so verzerrt ist, wirkt sich das natürlich auch darauf aus, wie du durchs Leben gehst. Der Arbeitsalltag wird zum Spiegel dieser inneren Muster. Perfektionismus treibt dich an, lässt dich aber nie ankommen. Pausen zu machen fühlt sich gefährlich an, denn Stillstand bedeutete einmal Gefahr. Kontrolle wird zur Obsession, weil Kontrollverlust in deinem System noch immer mit Bedrohung verknüpft ist. Auch Prokrastination lähmt dich, weil jede Anforderung unterschwellig als Gefahr wahrgenommen wird. Solche Muster zehren an deinen Kräften, rauben dir Energie für die schönen Dinge des Lebens, doch sie scheinen alternativlos. Als gäbe es keine andere Art zu existieren.

Die Auslöser begegnen dir auf Schritt und Tritt. Ein Geruch in der U-Bahn transportiert dich zurück. Eine Stimmlage lässt dein Herz rasen. Ein harmloses Wort reißt alte Wunden auf. Aus heiterem Himmel treffen dich diese Momente und werfen deinen ganzen Tag aus der Bahn. Plötzlich bist du nicht mehr die erwachsene Person im Hier und Jetzt, sondern fühlst dich klein, hilflos, ausgeliefert. Dein Körper reagiert auf eine Gefahr, die längst vorbei ist, als wäre sie real und gegenwärtig. Diese Flashbacks müssen nicht spektakulär sein. Oft sind es nur kurze Augenblicke der Desorientierung, ein Gefühl von Unwirklichkeit, eine Welle von Emotionen, die nicht zur Situation passen.

Was diese emotionale Last mit dir macht, merkst du oft erst an dem, was dir fehlt. Freude will sich nicht mehr richtig einstellen, selbst in objektiv schönen Momenten. Eine seltsame Kälte legt sich über alles wie ein grauer Schleier. Du fühlst dich distanziert von deinem eigenen Leben, als wärst du Zuschauerin statt Hauptdarstellerin. Durch Watte gehst du durch deine Tage, präsent und doch nicht wirklich da. Dieser Schutzmechanismus, der dich einmal vor Überwältigung bewahrt hat, hält dich nun davon ab, dein Leben in seiner Fülle zu spüren und zu leben.

Gerade diese innere Leere macht es so schwer, sie anderen verständlich zu machen. Denn nach außen hin funktionierst du perfekt. Du gehst zur Arbeit, triffst Freunde, erledigst deine Aufgaben. Niemand ahnt, welche Überwindung dich jeder dieser normalen Schritte kostet. Wie oft du morgens mit dir ringst, überhaupt aufzustehen. Wie routiniert du lächelst, während in dir ein Sturm tobt. Diese Kluft zwischen deiner inneren Realität und der Fassade, die du aufrechterhältst, verstärkt das Gefühl der Isolation. Du trägst eine Maske, die sich nicht abnehmen lässt, und sehnst dich danach, dass jemand den Menschen sieht, der du wirklich bist – mit all seinen unsichtbaren Kämpfen und seiner stillen Last.

Du warst nicht "zu sensibel"

Du warst ein Kind,
das Sicherheit brauchte
und Chaos bekam.
Das Liebe suchte
und Bedingungen fand.

Heute nennst du dich "schwierig".
Weil du dreimal nachfragst,
ob alles okay ist.
Weil du Stimmungen fühlst,
bevor sie ausgesprochen werden.
Weil du dich entschuldigst fürs Existieren.

Das ist keine Schwäche.
Das ist ein Kind,
das gelernt hat, Minen zu erkennen,
bevor es sie auslöst.

Deine Vorsicht war Schutz.
Dein "Zuviel" war genau richtig
für das, was du durchstehen musstest.

So tarnt sich ein Trauma in deinem Alltag

Trauma trägt keine Warnweste.
Es schleicht sich in deinen Alltag,
verkleidet als normale Eigenart.

Das plötzliche Herzrasen beim Türknallen?
Die Übelkeit bei bestimmten Gerüchen?
Nur Kleinigkeiten, sagst du dir.

Diese unerklärliche Wut im Supermarkt.
Die Panik, wenn jemand zu nah kommt.
Das Zittern bei harmlosen Fragen.

Dein Perfektionismus ist kein Charakterzug.
Er ist ein Schutzschild.
Die ständige Müdigkeit keine Faulheit,
sondern ein erschöpftes Nervensystem.

Du meidest Orte ohne bewussten Grund.
Vergisst wichtige Termine,
aber nie die Fluchtrouten.
Dein Körper erinnert sich,
auch wenn dein Kopf es vergessen will.

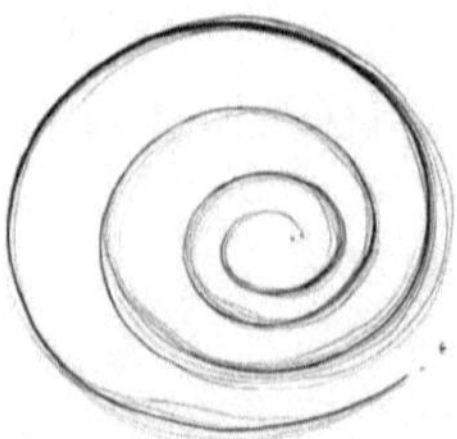

Was Menschen mit Trauma täglich verschweigen

Sie lächeln und sagen, alles sei gut.
Dabei kämpfen sie gegen unsichtbare Dämonen.
Jeden einzelnen Tag.

Die Panikattacke vor dem Meeting?
Schnell auf der Toilette weggeatmet.
Die Tränen nach dem Telefonat?
Heimlich weggewischt.

Sie entschuldigen sich für ihre Existenz.
Sagen ab wegen Migräne,
wenn die Angst sie lähmt.
Erfinden Ausreden für ihre Aussetzer.

Niemand sieht die schlaflosen Nächte.
Die Albträume, die sie wach halten.
Das stundenlange Grübeln,
ob sie zu viel oder zu wenig sind.

Sie verschweigen die Flashbacks beim Einkaufen.
Das Zittern in harmlosen Momenten.

Hinter jedem "Mir geht's gut"
verbirgt sich ein stummer Schrei.

- 16 -

Die Maske des Alltags

Du funktionierst so perfekt, dass niemand ahnt,
wie sehr du innerlich zerbrichst.

Nach außen bist du die Verlässlichkeit in Person. Du kommst pünktlich zur Arbeit, erledigst deine Aufgaben, lächelst zur richtigen Zeit. Deine Kollegen bewundern deine Disziplin, deine Freunde deine Stärke. Du hast dieses Schauspiel perfektioniert. Jede Geste sitzt, jedes Lächeln überzeugt. Niemand sieht, dass du dir jeden Morgen diese Maske wie eine Rüstung aufsetzt. Dass du dich zwingst aufzustehen, obwohl alles in dir schreit. Dass du Smalltalk führst, während deine Seele verstummt ist.

Was niemand weiß ist, dass du nach Feierabend zusammenbrichst. Dass du hinter verschlossener Tür die Fassade fallen lässt und nur noch Scherben übrig bleiben. Du weinst unter der Dusche, wo niemand es hört. Du sitzt stundenlang regungslos da, weil selbst das Atmen zu viel Kraft kostet. Diese Maske ist dein Überlebensmechanismus geworden. Sie schützt dich vor Fragen, die du nicht beantworten kannst. Vor Blicken, die zu tief gehen könnten. Vor der Wahrheit, dass du längst nicht mehr weißt, wer du ohne sie bist.

Heute darfst du die Maske für einen Moment abnehmen und einfach nur sein, wie du wirklich bist.

- 17 -

Körperschmerz ohne Diagnose

Dein Körper schreit, was deine Seele nicht sagen kann.

Die Ärzte finden nichts. Alle Untersuchungen sind unauffällig, die Blutwerte perfekt. Trotzdem ist der Schmerz real. Er wandert durch deinen Körper wie ein heimatloser Geist. Mal ist es der Rücken, der sich anfühlt wie zerbrochen. Mal der Kopf, der hämmert ohne Grund.

Rätselhaft bleiben die Beschwerden, die dich täglich begleiten. Dein Magen rebelliert bei jedem Stress, dein Herz stolpert ohne Warnung, deine Brust schnürt sich ohne ersichtlichen Auslöser zu. Du kennst jeden Wartezimmerstuhl, jede Praxis von innen. Hoffnung auf eine Diagnose weicht langsam der Resignation, denn niemand kann dir helfen, weil niemand die wahre Ursache sieht.

In Wahrheit spricht deine Seele durch deinen Körper, weil sie keine anderen Worte für ihren Schmerz gefunden hat. Jeder Muskel erinnert sich an die Anspannung vergangener Momente. Jede Faser speichert die Angst, die du nie aussprechen konntest. Verschluckte Tränen werden zu Migräne, unterdrückte Wut zu Verspannungen. Dein Körper trägt die Last dessen, was du nicht verarbeiten konntest. Er ist nicht dein Feind, auch wenn es sich so anfühlt. Er ist der einzige, der deine Geschichte vollständig kennt.

Höre auf die Sprache deines Körpers, er erzählt dir von Wunden, die kein Röntgenbild zeigen kann.

- 18 -

Versteckte Stolpersteine

Harmlose Momente verwandeln sich ohne Vorwarnung in Minenfelder deiner Vergangenheit.

Ein bestimmter Tonfall lässt dich innerlich erstarren. Der Geruch von Zigarettenrauch schnürt dir die Kehle zu. Eine beiläufige Berührung an der Schulter katapultiert dich in einen anderen Moment. Du verstehst selbst nicht, warum dein Körper plötzlich in Alarmbereitschaft geht. Warum deine Hände zittern, wenn jemand die Stimme erhebt.

Überall lauern diese unsichtbaren Auslöser, versteckt in banalen Alltagssituationen. Ein Lied im Radio reißt alte Wunden auf. Die Art, wie jemand lacht, lässt dich fliehen wollen. Selbst Jahreszeiten können zu Feinden werden. Du navigierst durch deinen Tag wie durch ein Labyrinth voller Fallen, immer wachsam, immer angespannt.

Niemand sieht den Kampf, wenn diese Trigger dich erwischen. Wie du versuchst, normal zu atmen, während dein Nervensystem Amok läuft. Wie du dich zwingst, im Hier und Jetzt zu bleiben. Du entschuldigst dich für Reaktionen, die andere nicht verstehen. Fühlst dich verrückt, weil du vor harmlosen Dingen fliehst.

Deine Reaktionen sind nicht übertrieben, denn sie sind Echos einer Zeit, in der diese Wachsamkeit dein Überleben sicherte.

Du spielst deine Rolle perfekt

Du bist Meister der Täuschung geworden.
Nicht aus Bosheit, sondern aus
purem Überlebenswillen.

Jeden Morgen setzt du die Maske auf.
Probst dein Lächeln im Spiegel.
Kontrollierst, ob nichts durchscheint.

Du funktionierst makellos.
Niemand ahnt, wie viel Kraft
jede normale Geste kostet.

In Meetings nickst du zur richtigen Zeit.
Beim Mittagessen lachst du mit.
Nach Feierabend brichst du zusammen.

Diese Rolle frisst dich auf.
Du weißt nicht mehr,
wer du ohne sie bist.

Das Schlimmste ist die Angst,
dass jemand hindurchsehen könnte.

- 19 -

Leben im Dauerlauf

Du rennst durch dein Leben, als würde dich etwas jagen,
dabei bist du nur vor dir selbst auf der Flucht.

Die Tage verschwimmen zu einem endlosen Strom aus Bewegung. Du hast verlernt, was Ruhe bedeutet, wie sich Stille anfühlt ohne die Angst, dass etwas in dir hochkriecht. Früher gab es Pausen zwischen den Momenten. Heute ist alles ein einziger atemloser Sprint.

Niemand versteht diese Rastlosigkeit, die dich treibt. Für andere sieht es nach Ehrgeiz aus, nach Lebenshunger. Sie sehen nicht, dass du vor etwas wegrennst, nicht auf etwas zu. Dass jede Minute, die du füllst, eine Minute weniger ist, in der du fühlen musst.

Manchmal fragst du dich, wann du das letzte Mal wirklich geatmet hast. Nicht nur Luft in die Lungen gepumpt zwischen zwei Aufgaben, sondern wirklich geatmet. Du weißt es nicht mehr. Die Leichtigkeit des Seins wurde ersetzt durch das Gewicht des ständigen Tuns. Und du läufst weiter, weil du vergessen hast, wie man anhält.

Erlaube dir heute einen Moment des Stillstands und erkenne, dass das, was du fürchtest, bereits in dir ist und darauf wartet, geheilt zu werden.

- 20 -

Beziehungen auf Distanz

Nähe fühlt sich gefährlicher als Einsamkeit an,
also hältst du alle auf Armeslänge.

Menschen mögen dich. Sie schätzen deine Gesellschaft, suchen deine Nähe. Doch sobald jemand zu nah kommt, sobald es tiefer wird als Smalltalk, ziehst du dich zurück. Nicht offensichtlich, nicht verletzend. Du bist Experte im sanften Weggleiten geworden, im freundlichen Abstand wahren.

Weil Liebe macht dir Angst. Nicht die romantische Vorstellung davon, sondern die echte, rohe Verbindung zu einem anderen Menschen. Wenn jemand hinter deine Fassade blicken könnte, wenn jemand deine Narben sehen würde. Also bleibst du an der Oberfläche, wo es sicher ist. Wo niemand dich enttäuschen kann und du niemanden enttäuschst.

Einsamkeit wurde zu deinem stillen Gefährten. Sie tut weh, aber es ist ein vertrauter Schmerz. Denn Einsamkeit ist kontrollierbar. Anders als die Unberechenbarkeit echter Nähe. Du sehnst dich nach Verbindung und fürchtest sie gleichzeitig. Ein ewiger Tanz zwischen Annäherung und Flucht, bei dem du immer einen Schritt zurückweichst, bevor es real werden könnte.

Wage heute einen kleinen Schritt aus deiner Festung und vertraue darauf, dass nicht jede Nähe eine Bedrohung ist.

- 21 -

Siege ohne Freude

Alles gelingt dir, nur das Gefühl der Freude darüber will sich nicht mehr einstellen.

Menschen bewundern das, was du schaffst. Sie sehen deine Erfolge, feiern deine Leistungen. Du nickst, lächelst, spielst die Rolle perfekt. Innerlich bleibt alles still. Als hättest du die Fähigkeit verloren, deine eigenen Siege zu spüren. Wo andere Stolz empfinden würden, ist bei dir nur ein dumpfes Nichts. Die Erfolge gehören einer Person, die du nur darstellst, nicht wirklich bist.

Jede erreichte Ziellinie verschiebt sich sofort zur nächsten. Du hetzt von Meilenstein zu Meilenstein, ohne je anzukommen. Erfolg wurde zu einer weiteren Aufgabe, die du mechanisch abhakst. Die Momente des Triumphes verpuffen unbemerkt, während du schon das nächste Ziel anvisierst. Was bleibt, ist die Erschöpfung und die bohrende Frage, wofür du das alles tust. Du funktionierst in einer Welt der Leistung, aber dein Herz hat aufgehört mitzufeiern.

Erlaube dir, stillzustehen und zu fühlen, dass du genug bist, auch ohne die nächste Trophäe.

Du kämpfst jeden Tag allein

Du stehst morgens auf
und ziehst in einen Krieg,
von dem niemand weiß.

Die Schlachten finden
in deinem Kopf statt.
Unsichtbar für alle anderen.

Du bezwingst die Panik heimlich.
Atmest die Angst weg,
bevor jemand etwas merkt.

Jeder Tag ist ein Marathon
gegen dich selbst.
Niemand sieht die Kraft,
die es dich kostet,
normal zu wirken.

Ich existiere nur noch für andere

Ich wache auf und setze eine Maske auf.
Für meinen Partner bin ich stark.
Für meine Familie bin ich fröhlich.
Für die Arbeit bin ich zuverlässig.

Aber wer bin ich für mich?

Ich habe vergessen,
was ich selbst will.
Meine Wünsche sind verstummt,
erstickt unter den Erwartungen anderer.

Ich funktioniere wie eine Maschine,
programmiert auf die Bedürfnisse aller,
nur nicht auf meine eigenen.

Manchmal frage ich mich,
ob ich überhaupt noch existiere,
oder ob ich nur noch
eine Ansammlung von Rollen bin.

Ich bin die Summe dessen,
was andere in mir sehen wollen.
Aber ich selbst bin verschwunden.

- 22 -

Müde trotz Schlaf

Du schläfst acht Stunden und wachst erschöpfter auf,
als du ins Bett gegangen bist.

Schlaf bringt keine Erholung mehr. Du liegst im Bett, die Augen geschlossen, aber dein Nervensystem kennt keine Ruhe. Es wacht weiter, lauscht weiter, wartet auf eine Gefahr, die nie kommt. Selbst in deinen Träumen bist du auf der Flucht.

Morgens quälst du dich aus dem Bett wie nach einer durchkämpften Nacht. Weil du gekämpft hast, nur eben innerlich. Diese Erschöpfung sitzt tiefer als jede körperliche Müdigkeit. Sie kommt aus einem Ort, den Schlaf nicht erreichen kann. Deine Seele ist müde vom ständigen Wachsein, vom ewigen *Auf-der-Hut-Sein*.

Jede Zelle deines Körpers ist erschöpft vom jahrelangen Überlebensmodus. Du schleppst dich durch die Tage wie durch zähen Nebel, immer kurz davor, einfach liegenzubleiben. Menschen sagen, du sollst dich ausruhen. Sie verstehen nicht, dass die Müdigkeit nicht vom Tun kommt, sondern vom Sein in ständiger Alarmbereitschaft.

Erkenne, dass diese Müdigkeit ein Hilferuf deiner Seele ist, die endlich zur Ruhe kommen will.

- 23 -

Gefühle hinter Glas

Die Welt erreicht dich nur noch gedämpft, als würde eine unsichtbare Scheibe zwischen dir und dem Leben stehen.

Freude, Trauer, Wut – alles kommt nur noch als Echo bei dir an. Du siehst andere lachen und weinen, leben und fühlen, während du wie hinter einer Glaswand stehst. Du gehst durch die Bewegungen des Fühlens, aber nichts dringt wirklich zu dir durch. Geburtstage, Abschiede, besondere Momente verschwimmen zu einem gleichförmigen Grau. Als hätte jemand die Lautstärke deiner Emotionen heruntergedreht, bis nur noch ein Flüstern übrig ist.

Du hast gelernt, dass Fühlen gefährlich sein kann. Also hast du dir selbst das Fühlen abgewöhnt, Stück für Stück. Nur manchmal, in unerwarteten Momenten, bricht etwas durch die Glaswand. Ein Lied, ein Geruch, ein flüchtiger Augenblick und plötzlich flutet alles über dich herein, was du so lange weggeschoben hast. Dann erschrickst du vor der Intensität und ziehst dich wieder hinter die Glaswand zurück, wo es sicher ist, wo nichts dich wirklich berühren kann.

Klopfe sanft an deine Glaswand und erinnere dich daran, dass dahinter nicht nur Schmerz wartet, sondern auch echte Lebendigkeit.

- 24 -

Perfektion oder Untergang

Jeder Fehler fühlt sich an wie der Anfang einer Katastrophe, also darfst du dir keine erlauben.

Perfektion ist dein Panzer geworden. Solange alles makellos ist, kann dir niemand etwas vorwerfen. Solange du keine Fehler machst, bist du unangreifbar. Also kontrollierst du jedes Detail, überprüfst alles dreimal, liegst nachts wach und gehst nochmal alles durch. Ein vergessener Termin wird zur Katastrophe. Ein kleiner Fehler zum Beweis, dass du nicht gut genug bist.

Erinnerst du dich an früher? Da warst du entspannter. Heute treibt dich eine gnadenlose innere Stimme an, die jeden Makel sieht, jede Unvollkommenheit bestraft. Du weißt selbst, dass es ungesund ist, aber die Alternative fühlt sich noch bedrohlicher an. Wenn du die Kontrolle verlierst, wenn du nachlässig wirst, dann könnte alles zusammenbrechen. Also hältst du fest, immer fester, bis deine Hände verkrampfen und deine Seele keine Luft mehr bekommt.

Erlaube dir heute einen winzigen Fehler und beobachte, wie die Welt trotzdem weiter existiert.

\- 25 -

Alarmstufe Rot im Ruhezustand

Dein Körper hat vergessen, wie sich Sicherheit anfühlt,
und bleibt in ständiger Bereitschaft für eine Gefahr,
die längst vorbei ist.

Stille bedeutet für dich keine Ruhe. In der Stille wird dein Herzschlag lauter, deine Muskeln spannen sich an, deine Sinne schärfen sich für etwas, das nicht kommt. Du sitzt auf dem Sofa und dein Körper benimmt sich, als müsstest du gleich fliehen. Entspannung fühlt sich falsch an, fast gefährlich. Als würde das Nachlassen der Wachsamkeit dich verwundbar machen.

Dein Nervensystem läuft auf Hochtouren, auch wenn objektiv alles sicher ist. Es hat gelernt, dass Gefahr jederzeit kommen kann, also bleibt es wachsam. Immer. Diese ständige Alarmbereitschaft zehrt an dir, frisst deine Energie, raubt dir den Schlaf. Du versuchst, dich zu beruhigen, aber dein Körper glaubt dir nicht. Er vertraut der Ruhe nicht mehr.

Menschen um dich herum verstehen nicht, warum du so angespannt bist. Sie sehen keinen Grund für deine Unruhe. Was sie nicht wissen ist, dass dein Körper in einer anderen Zeit feststeckt. In einer Zeit, als Wachsamkeit überlebenswichtig war. Jetzt ist die Gefahr vorbei, aber niemand hat deinem Nervensystem gesagt, dass der Krieg zu Ende ist.

Flüstere deinem Körper heute sanft zu, dass er sich ausruhen darf, die Wache ist vorbei.

Du verlierst dich Stück für Stück

Du erkennst dich selbst
nicht mehr im Spiegel.
Die Person, die zurückblickt,
ist dir fremd geworden.

Jeden Tag gibst du
ein kleines Stück von dir auf.
Für den Frieden.
Für die anderen.
Für die Ruhe.

Du hast so oft nachgegeben,
dass du vergessen hast,
wo deine Grenzen waren.

Deine eigene Stimme
klingt fremd in deinen Ohren.
Als würde jemand anderes
durch dich sprechen.

- 26 -

Wo ist die Leichtigkeit hin?

Du erinnerst dich dunkel an eine Zeit, als das Leben nicht so schwer war, kannst aber den Weg zurück nicht finden.

Spontaneität ist ein Fremdwort geworden. Jede Entscheidung durchläuft erst einen komplizierten Sicherheitscheck in deinem Kopf. Was könnte schiefgehen? Wer könnte verletzt werden? Bin ich darauf vorbereitet? Die einfache Freude am Moment ist verloren gegangen, ersetzt durch endlose Risikoabwägungen. Du beneidest Menschen, die einfach losziehen, ohne nachzudenken. Die lachen, ohne sich zu fragen, ob es angemessen ist.

Früher war da eine Leichtigkeit in dir, die jetzt verschüttet liegt unter Schichten von Vorsicht und Angst. Du warst jemand, der tanzte, der spontan Pläne änderte, der sich treiben lassen konnte. Heute fühlst du dich schwer wie Blei. Das Leben ist zur Pflichtübung geworden statt zum Abenteuer.

Du trauerst um die Person, die du mal warst. Die unbeschwerte Version von dir, die noch nicht wusste, wie weh das Leben tun kann. Manchmal, in seltenen Momenten, blitzt sie noch auf. Ein ehrliches Lachen, ein Moment der Sorglosigkeit. Dann holst du erschrocken Luft und ziehst dich wieder zurück in deine Festung aus Kontrolle und Berechnung.

Erlaube der Leichtigkeit heute einen winzigen Besuch, und sei es nur für die Dauer eines tiefen Atemzugs.

- 27 -

Nachts fallen alle Masken

Wenn die Ablenkungen verstummen, bist du allein mit dem, was du tagsüber so erfolgreich verdrängst.

Die Nacht macht dich ehrlich. Während du tagsüber funktionierst, perfekt in deiner Rolle, zerfällt nachts die mühsam aufrechterhaltene Fassade. Im Dunkeln kannst du dich nicht mehr belügen. Da liegst nur noch du, ohne Publikum, ohne Aufgabe, ohne Ablenkung. Die Gedanken, die du tagsüber wegdrückst, kriechen aus ihren Verstecken. Die Angst, die du überspielst, liegt plötzlich schwer auf deiner Brust.

In diesen stillen Stunden bist du wieder das verängstigte Kind, das du eigentlich längst hinter dir gelassen haben wolltest. Du rollst dich zusammen, machst dich klein, hoffst, dass der Morgen schnell kommt. Die Dunkelheit kennt deine Geheimnisse, sie weiß, wer du wirklich bist unter all den Schichten von Anpassung und Kontrolle. Hier gibt es kein Verstecken mehr. Nur dich und die Schatten, die du mit dir herumträgst. Morgen wirst du wieder aufstehen und so tun, als wäre nichts gewesen.

Umarme heute Nacht das verängstigte Kind in dir und sage ihm, dass es nicht mehr allein ist.

Ich bin einsam unter Menschen

Ich sitze in vollen Räumen
und fühle mich unsichtbar.
Lache mit, nicke zur richtigen Zeit,
aber innerlich bin ich Lichtjahre entfernt.

Niemand kennt mich wirklich.
Sie kennen die Version,
die ich ihnen zeige.
Die sichere, ungefährliche Variante.

Ich führe Gespräche über Nichtigkeiten,
während meine Seele stumm schreit.
Ich umarme Menschen
und fühle die unüberwindbare Distanz.

Es ist, als würde ich
hinter einer Glasscheibe leben.
Ich sehe alle, höre alle,
aber niemand erreicht mich wirklich.

Die schlimmste Einsamkeit
ist nicht das Alleinsein.
Es ist das Gefühl, dass niemand sieht,
wer ich wirklich bin.

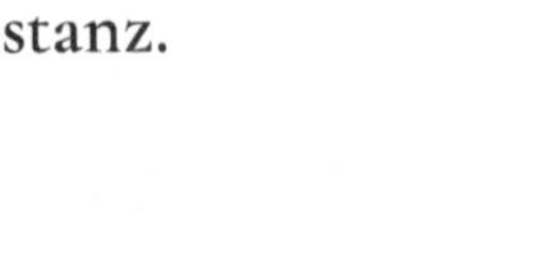

- 28 -

Der verlorene Geschmack

Das Leben schmeckt nach nichts mehr,
denn alle Farben sind verblasst.

••••••••••••••••••••••••••••••

Erlebnisse ziehen an dir vorbei wie geschmacklose Mahlzeiten, die du mechanisch konsumierst. Was andere als süße Momente des Glücks beschreiben, erreicht dich nur noch als blasse Kopie. Du gehst durch die Bewegungen des Lebens, aber die Würze fehlt. Erfolge, Begegnungen, schöne Augenblicke haben alle denselben faden Beigeschmack.

Irgendwo tief in dir schlummert noch der Hunger nach echtem Erleben. Du sehnst dich nach dem Geschmack von echter Freude, nach der Süße unbekümmerter Momente. Stattdessen bekommst du immer wieder dieselbe geschmacklose Kost serviert. So verschwimmen die Tage zu einem einheitlichen Brei ohne Höhen und Tiefen.

Früher konntest du noch die Nuancen des Lebens spüren. Abschiede taten weh, Erfolge machten stolz, Herausforderungen kitzelten deine Neugier. Heute ist alles gleich, alles grau, alles ohne Geschmack. Du erinnerst dich an Lebendigkeit, findest aber keinen Zugang mehr dazu.

Würze heute einen Moment mit deiner vollen Aufmerksamkeit und koste ihn wirklich aus.

- 29 -
Scham als Dauergast

Die Scham hat sich so tief in dir eingenistet, dass du nicht mehr weißt, wie es sich ohne sie anfühlt.

Sie ist morgens schon da, bevor du die Augen öffnest. Diese nagende Stimme, die dir zuflüstert, dass du falsch bist. Nicht das, was du tust, sondern das, was du bist. Du entschuldigst dich für deine Existenz, machst dich klein, nimmst weniger Raum ein. Jeder Fehler bestätigt nur, was die Scham dir schon lange einredet. Du bist nicht genug, warst nie genug, wirst nie genug sein. Sie hat sich in jede Faser deines Seins gefressen.

Andere Menschen scheinen selbstverständlich ihren Platz in der Welt einzunehmen. Du hingegen fühlst dich wie ein Eindringling im eigenen Leben. Die Scham flüstert dir zu, dass alle deine Makel sehen, deine Unzulänglichkeit durchschauen. Also versteckst du dich, spielst Rollen, hoffst, dass niemand merkt, wie defekt du dich fühlst. Sie ist dein ständiger Begleiter geworden, so vertraut, dass du dir ein Leben ohne sie gar nicht mehr vorstellen kannst.

Erkenne heute, dass die Scham nicht die Wahrheit über dich spricht, sondern nur alte Wunden wiederholt.

Du bist es leid, immer stark sein zu müssen

Du trägst die Last der Welt
auf deinen Schultern.
Jeden Tag aufs Neue.

Alle verlassen sich auf dich.
Du bist der Fels,
an dem sich andere festhalten.

Aber wer hält dich?

Du sehnst dich danach,
einmal schwach sein zu dürfen.
Zu weinen, ohne dich zu schämen.
Zusammenzubrechen,
ohne sofort wieder aufstehen zu müssen.

Die Maske der Stärke
ist zu schwer geworden.
Sie erdrückt dich.

Manchmal möchtest du schreien,
dass du nicht mehr kannst.

\- 30 -

Das Gewicht des Unsichtbaren

Du trägst eine Last, die niemand sehen kann,
aber jeder Schritt bezeugt ihre Schwere

Unsichtbar bedeutet nicht inexistent. Das Gewicht auf deinen Schultern ist real, auch wenn kein Röntgenbild es zeigen könnte. Es begleitet dich vom ersten Augenblick des Tages bis in deine Träume. Jede Bewegung kostet mehr Kraft als sie sollte, als würdest du gegen unsichtbaren Widerstand anlaufen.

Während du so durch den Tag kämpfst, sehen andere nur deine äußere Normalität. Sie können nicht verstehen, warum einfache Aufgaben dich erschöpfen, warum du nach gewöhnlichen Tagen zusammenbrichst. Das Gewicht, das dich niederdrückt, hat keine sichtbare Form, keinen Namen, den du benennen könntest. Es setzt sich zusammen aus allem, was du erlebt und nie verarbeitet hast.

Mit der Zeit hast du dich an diese unsichtbare Bürde gewöhnt, so sehr, dass du vergessen hast, wie Leichtigkeit sich anfühlt. Das Gewicht hat deine Haltung geformt, deinen Gang verändert, deine ganze Art zu existieren geprägt. Du fragst dich manchmal, wer du ohne diese Last wärst, doch die Vorstellung ist so fremd wie ein vergessener Traum.

**Anerkenne heute das Gewicht, das du trägst,
und erlaube dir, müde davon zu sein.**

Ich bin ein Schatten meiner selbst

Ich sehe mich im Spiegel
und erkenne die Hülle,
die von mir übrig ist.

Die Augen sind noch da,
aber das Leuchten ist erloschen.
Der Körper funktioniert,
aber die Seele fehlt.

Ich bewege mich durch die Tage
wie ein Geist,
der seinen Körper nur noch bewohnt,
nicht mehr bewohnt.

Früher war da Feuer in mir.
Leidenschaft, Träume, Lebenshunger.
Jetzt ist da nur noch Asche.

Ich bin eine verwässerte Version
dessen, was ich mal war.
Ein Echo ohne Ursprung.

Menschen sprechen mit mir,
aber sie erreichen nur die Oberfläche
eines längst ausgetrockneten Sees.

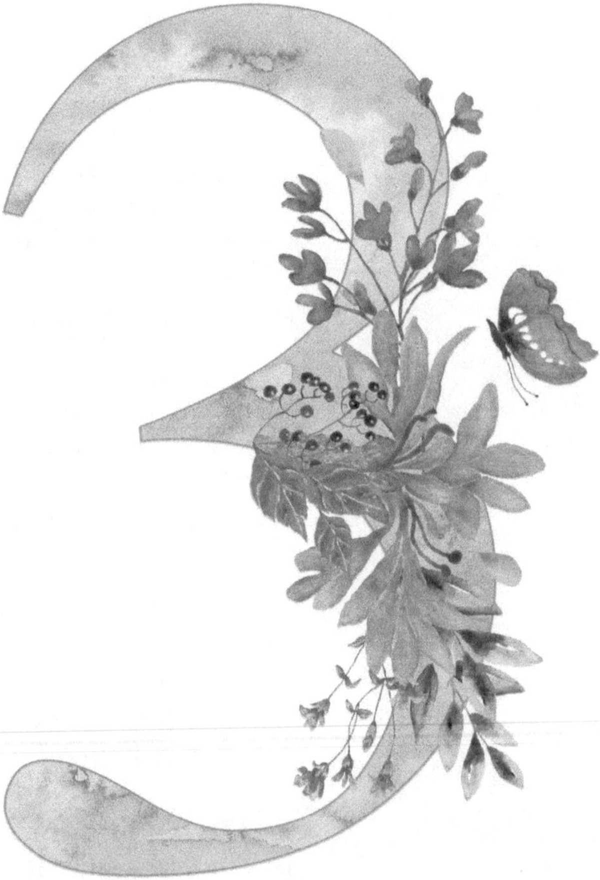
3

Sturm überstehen

Wenn alles zu viel wird, erinnere dich daran, dass du nicht im Sturm verloren bist. Du bist der sichere Hafen, den du suchst.

Dann kommen sie, diese Momente, in denen die sorgfältig aufrechterhaltene Fassade zusammenbricht. Ohne Vorwarnung reißt dich etwas aus der scheinbaren Normalität deines Alltags und wirft dich zurück in eine Zeit, die du hinter dir gelassen glaubtest. Dein Herz rast, deine Hände zittern, der Boden unter deinen Füßen scheint zu schwanken. Die Gegenwart löst sich auf, und du findest dich wieder in einem Sturm aus Gefühlen, Bildern und Empfindungen, die nicht hierhergehören. Diese Momente der Überwältigung sind die andere Seite des Traumas – wenn die unsichtbare Last plötzlich sichtbar wird, wenn das, was du so lange zurückgehalten hast, mit voller Wucht über dich hereinbricht.

Was diese Momente so überwältigend macht, ist ihre Intensität. Dein ganzer Körper erinnert sich. Das Herz rast, als müsste es aus der Brust springen. Die Hände zittern unkontrolliert. Der

Atem wird flach und schnell, egal wie sehr du versuchst, ihn zu beruhigen. Es fühlt sich an, als würdest du ertrinken, obwohl genug Luft da ist. Als würdest du fallen, obwohl der Boden fest unter deinen Füßen ist. In diesen Augenblicken scheint die Zeit stillzustehen und gleichzeitig zu rasen.

Das Schwierigste daran ist oft nicht der Sturm selbst, sondern das, was danach kommt. Die Erschöpfung, als hättest du einen Marathon gelaufen. Die Scham darüber, dass es schon wieder passiert ist. Die Angst, dass es immer so bleiben wird. Du fragst dich, ob du jemals wirklich frei sein wirst von diesen Überfällen der Vergangenheit. Die Selbstzweifel nagen an dir. Warst du nicht schon weiter? Hast du nicht schon so viel gearbeitet an dir selbst? Warum passiert es dann immer noch? Die Wahrheit ist, dass diese Stürme Teil des Heilungsprozesses sind. So paradox es klingen mag, sie zeigen, dass dein System bereit ist, sich mit dem auseinanderzusetzen, was lange verschlossen war. Wie ein Gewitter, das die Luft reinigt, bringen auch diese emotionalen Stürme oft eine seltsame Klarheit mit sich. Nach dem Chaos, nach den Tränen, nach der Panik bleibt manchmal ein tieferes Verstehen zurück. Ein weiteres Puzzlestück fügt sich ins Bild. Eine weitere Schicht der Zwiebel wird abgetragen.

Mit der Zeit lernst du, diese Stürme anders zu lesen. Sie sind keine Zeichen des Versagens, sondern Wegmarken deiner Heilung. Jeder überstandene Sturm lehrt dich etwas. Du lernst, die frühen Anzeichen zu erkennen. Das leichte Ziehen in der Brust, bevor die Panik kommt. Die subtile Veränderung in deiner Wahrnehmung, bevor die Welt unwirklich wird. Du entwickelst Strategien, nicht um die Stürme zu verhindern, denn das ist oft unmöglich, sondern um sicher durch sie zu navigieren.

Du entdeckst, was dir in diesen Momenten hilft. Die eine Atemtechnik, die dich erdet. Der Gegenstand in deiner Tasche, den du anfassen kannst, um dich daran zu erinnern, wo und wann du bist. Die Telefonnummer des Menschen, der deine Stimme sein kann, wenn du deine eigene verloren hast. Diese Werkzeuge werden zu deinen Rettungsankern, und mit jedem Mal, wenn du sie erfolgreich einsetzt, wächst dein Vertrauen in deine eigene Fähigkeit, auch die heftigsten Wellen zu überstehen.

Unter all diesen Werkzeugen erweist sich eines als besonders kraftvoll: die menschliche Nähe. Denn die wichtigste Erkenntnis ist, dass du nicht allein durch diese Stürme gehen musst. Lange Zeit hast du versucht, sie zu verstecken, aus Scham oder aus dem Wunsch, andere nicht zu belasten. Doch wenn du dich traust, in deinen verletzlichsten Momenten Unterstützung zu suchen, geschieht oft etwas Erstaunliches. Menschen, von denen du es nie erwartet hättest, teilen ihre eigenen Sturmgeschichten. Du erkennst, dass diese inneren Gewitter häufiger sind, als die glatte Oberfläche des Alltags vermuten lässt.

Am wichtigsten ist es, zu akzeptieren. Dabei geht es nicht um die resignierte Akzeptanz, die aufgibt, sondern um eine kraftvolle Akzeptanz, die sagt: *„Ja, das ist Teil meiner Realität und ich kann damit umgehen."* Du hörst auf, gegen die Stürme anzukämpfen, was sie nur stärker macht. Stattdessen lernst du, mit ihnen zu sein, durch sie hindurchzugehen, wie durch einen heftigen Regen, wissend, dass du auf der anderen Seite wieder herauskommen wirst.

Und tatsächlich zeigt sich die Kraft dieser Akzeptanz darin, wie die Stürme sich mit der Zeit verändern. Sie mögen nicht vollständig verschwinden, aber sie verlieren ihre absolute Macht über dich. Was einmal Stunden oder Tage dauerte, verkürzt sich auf

Minuten. Was dich einmal vollständig außer Gefecht setzte, wird zu einer schwierigen, aber bewältigbaren Erfahrung. Du lernst, schneller wieder zu dir zu finden, sanfter mit dir umzugehen in der Nachsorge, die Scham durch Selbstmitgefühl zu ersetzen.

Die größte Überraschung ist eigentlich, dass du durch all diese Stürme gelernt hast, dein inneres Wetter zu verstehen wie kaum ein anderer. Du entwickelst eine Sensibilität für die emotionalen Klimaveränderungen in dir und anderen. Du wirst zu jemandem, der anderen in ihren Stürmen beistehen kann, nicht weil du die Antworten hast, sondern weil du die Landschaft kennst. Deine durchlebten Stürme werden zu einer Quelle der Weisheit und des Mitgefühls.

So mag es aber auch Zeiten geben, in denen du dir wünschst, diese Stürme würden einfach aufhören. Das ist verständlich und menschlich. Doch mit der Zeit erkennst du auch, dass sie dich gelehrt haben, was es heißt, stark zu sein. Nicht die Art von Stärke, die nichts fühlt, sondern die Art, die alles fühlt und trotzdem weitergeht. Die Art, die weiß, dass nach jedem Sturm die Sonne wieder scheint, auch wenn die Wolken noch so dunkel sind.

Je länger du auf diesem Weg bist, desto klarer wird dir, dass Heilung nicht die Abwesenheit von Stürmen ist. Sie ist das ruhige Vertrauen, jeden von ihnen meistern zu können. Es bedeutet, die Stürme als Teil deiner Lebendigkeit zu akzeptieren, als Zeichen dafür, dass du fühlst, dass du da bist, dass du überlebt hast. Und in dieser Akzeptanz, in diesem Wissen um deine eigene Kraft, findest du einen Frieden, der stärker ist als jeder Sturm.

Wenn dich die Vergangenheit einholt

Flashbacks sind grausame Zeitreisen.
In einer Sekunde reißt es dich zurück,
und du bist wieder dort.

Nicht nur in Gedanken.
Dein ganzer Körper ist gefangen
in jenem Moment, der dich zerbrach.

Du riechst die alte Angst.
Du schmeckst die Panik.
Die Zeit kollabiert,
und alles ist wieder JETZT.

Ein Teil von dir weiß, es ist vorbei.
Ein anderer Teil durchlebt es gerade.
Beide Wahrheiten zerreißen dich.

Du bist gefangen zwischen den Welten,
gezwungen, wieder und wieder
durch dieselbe Qual zu gehen.

Aber du bist nicht verrückt.
Dein Gehirn versucht zu heilen,
was damals zu viel war.

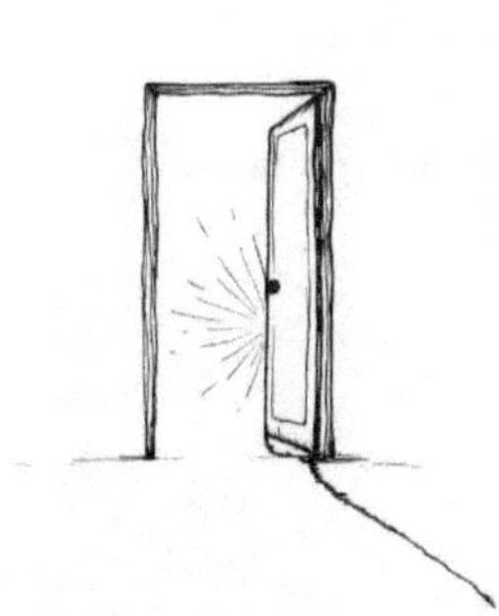

- 31 -

Wenn die Welle kommt

Flashbacks kommen wie Tsunamis, ohne Warnung, mit zerstörerischer Kraft.

Du kannst nicht gegen diese Welle ankämpfen. Sie ist größer als du, stärker als dein Wille, gewaltiger als jede Vernunft. Wenn du versuchst, dich ihr entgegenzustemmen, wird sie dich nur härter zu Boden werfen. Der Kampf dagegen macht alles schlimmer, lässt dich panisch nach Luft schnappen, während die Erinnerung über dir zusammenbricht. Du erschöpfst dich in einem Kampf, den du nicht gewinnen kannst.

Lass dich treiben. Das klingt nach Aufgeben, aber es ist Überleben in seiner reinsten Form. Wenn die Welle kommt, mach dich klein, lass sie über dich hinwegrollen. Atme, so gut du kannst. Erinnere dich daran, dass jede Welle sich irgendwann zurückzieht, dass nach jedem Tsunami wieder Stille kommt. Du hast schon so viele dieser Wellen überlebt. Du wirst auch diese überstehen. Nicht durch Kampf, sondern durch Hingabe an den Moment, bis er vorüber ist.

Heute lasse ich die Welle kommen und gehen, ohne mich in ihr zu verlieren.

- 32 -

Atmen, wenn die Luft fehlt

In der Panik vergisst dein Körper die einfachste Lebenskunst, das Atmen.

Wenn die Angst deine Kehle zuschnürt und deine Brust sich anfühlt wie in einen Schraubstock gepresst, gibt es einen Weg zurück. Zähle beim Einatmen bis vier, halte für vier, atme für vier aus. Diese simple Mathematik ist dein Rettungsanker, wenn alles andere verschwimmt. Dein Nervensystem versteht diese Sprache besser als tausend beruhigende Worte. Mit jedem bewussten Atemzug signalisierst du deinem Körper, dass die Gefahr nicht real ist, dass du in diesem Moment sicher bist.

Die Atmung ist die Brücke zwischen Körper und Geist, zwischen Panik und Präsenz. Sie holt dich aus der Zeitschleife des Traumas zurück ins Hier und Jetzt. Deine Lunge erinnert sich, wie es geht, auch wenn dein Kopf es vergessen hat. Jeder Atemzug ist ein kleiner Sieg über die Angst, ein Beweis, dass du noch da bist, dass du überlebst.

Der Atem ist immer da, immer verfügbar, dein treuester Begleiter durch jeden Sturm. Er braucht keine Worte, keine Erklärungen, nur deine Aufmerksamkeit. Lass ihn dein Anker sein, wenn alles andere treibt.

Ich atme ein, ich bin hier.
Ich atme aus, ich bin sicher.

- 33 -

Der Notfallkoffer für die Seele

Krisen kommen unerwartet,
aber du kannst vorbereitet sein.

Baue dir einen Notfallkoffer für deine Seele. Eiswürfel, die dich durch den Schock zurück in deinen Körper holen. Musik, die dich aus der Zeitschleife zieht und im Jetzt verankert. Ein Duft, der Sicherheit bedeutet, ein weiches Tuch, das Trost spendet. Diese Dinge mögen klein erscheinen gegen die Wucht des Traumas, aber sie sind deine Rettungsleinen, wenn du zu versinken drohst. Jeder Sinn kann ein Tor zurück zur Gegenwart sein.

Genau diese persönlichen Anker zu sammeln ist ein Akt der Selbstliebe. Was hat dir schon einmal geholfen? Was erdet dich? Ein Foto, das dich an deine Stärke erinnert. Die Nummer eines Menschen, der deine Dunkelheit aushält. Ein Stein in der Tasche, den du umklammern kannst. Diese Werkzeuge sind keine Zeichen von Hilflosigkeit. Sie sind Beweise deiner Weisheit, deiner Selbstfürsorge, deines Überlebenswillens. Du kennst dich gut genug, um zu wissen, was dich rettet.

Heute packe ich meinen Notfallkoffer mit allem, was meine Seele braucht.

Wann hast du aufgehört zu fühlen?

Alle sagen, du bist so stark.
So stabil. So ruhig.

Sie sehen nicht,
dass du Gefühle abschaltest,
bevor sie gefährlich werden.
Dass du "gut" sagst,
wenn du zerbrichst.
Dass du lächelst,
weil alles andere zu viel wäre.

Das ist kein Frieden.
Das ist Stille nach dem Sturm,
der nie wirklich aufgehört hat.

Du hast gelernt:
Wer nichts fühlt,
kann nicht verletzt werden.

Aber manchmal wünschst du dir,
jemand würde durch dein "mir geht's gut"
hindurchsehen.

- 34 -

Kapitulation ist kein Versagen

Manchmal ist Aufgeben der einzige Weg,
um weiterzukommen.

Du hast gelernt, dass Kämpfen Stärke bedeutet. Dass du dich wehren musst, niemals nachgeben darfst. Doch wenn das Trauma dich überrollt, wenn die Panik dich in die Knie zwingt, dann ist Widerstand wie gegen einen Orkan anzuschreien. Du erschöpfst dich in einem Kampf, der nicht zu gewinnen ist. Jeder Versuch, die Kontrolle zu erzwingen, lässt dich tiefer in die Angst stürzen. Dein Körper wird zum Schlachtfeld, und du verlierst auf allen Fronten.

Die wahre Stärke liegt manchmal in der Hingabe. Lass die Welle über dich hinwegrollen. Gib den Kampf auf, nicht dich selbst. Wenn du aufhörst, dich zu wehren, kann die Panik durch dich hindurchfließen statt in dir festzustecken. Das ist kein Zeichen von Niederlage. Es ist die Weisheit zu erkennen, wann Loslassen dich rettet. Du kapitulierst vor dem Moment, nicht vor dem Leben. Und wenn der Sturm vorüber ist, bist du immer noch da.

**Heute erlaube ich mir, nicht zu kämpfen,
sondern zu sein.**

- 35 -

Drei Minuten Hölle

Die meisten Panikattacken dauern nur drei Minuten,
auch wenn sie sich wie eine Ewigkeit anfühlen.

Drei Minuten. Hundertachtzig Sekunden. Das ist die durchschnittliche Dauer einer Panikattacke. Dein Körper kann diesen Ausnahmezustand nicht länger aufrechterhalten, selbst wenn er wollte. Die Chemie deines Gehirns, die Adrenalinflut, das rasende Herz, all das hat ein natürliches Limit. Während du mittendrin bist, fühlt es sich endlos an. Jede Sekunde dehnt sich zur Unendlichkeit.

Doch die Uhr tickt für dich, nicht gegen dich. Diese Gewissheit kann dein Rettungsanker sein, wenn alles andere verschwimmt. Du hast schon so viele dieser drei Minuten überlebt. Hunderte vielleicht, jede einzelne hat sich angefühlt, als würde sie dich zerbrechen. Und doch bist du hier. Du hast sie alle überstanden.

Die nächsten drei Minuten wirst du auch schaffen. Zähl die Sekunden, wenn es hilft. Atme durch jeden Moment. Erinnere dich daran, dass dein Körper weiß, wie er da wieder rauskommt. Er hat es schon so oft getan. Nach drei Minuten kommt die Erleichterung, kommt das Nachlassen, kommt die Ruhe zurück.

**Ich überstehe diese drei Minuten,
wie ich alle anderen überstanden habe.**

- 36 -

Rückzug als Rettung

Rückzug ist manchmal der mutigste Schritt,
den du machen kannst.

Du spürst, wie die Situation dich überfordert. Die Menschen, die Geräusche, die Enge, alles wird zu viel. Dein Körper sendet Warnsignale, deine Hände werden feucht, dein Atem flach. Du könntest bleiben, die Zähne zusammenbeißen, so tun als wäre alles in Ordnung. Die Gesellschaft hat dir beigebracht, dass Durchhalten Stärke zeigt. Dass Weggehen Flucht bedeutet, Feigheit, Versagen.

Sich aus einer überwältigenden Situation zu entfernen ist Selbstschutz in seiner klarsten Form. Du erkennst deine Grenzen und respektierst sie. Du wählst deine Sicherheit über die Erwartungen anderer. Das erfordert mehr Mut als blindes Ausharren. Geh, wenn du gehen musst. Verlasse den Raum, die Party, das Gespräch. Deine Seele weiß, wann es Zeit ist. Du schuldest niemandem eine Erklärung für deinen Selbstschutz. Rückzug ist keine Niederlage. Es ist die Entscheidung, gut zu dir zu sein.

Erlaube dir zu gehen,
wann immer deine Seele es braucht.

Du willst nur noch, dass es aufhört

Du willst nur noch, dass es aufhört.
Der Schmerz, die Angst, das Chaos in dir.
Du bist so müde vom Kämpfen,
so erschöpft vom Weitermachen.

Jeder Tag fühlt sich an wie ein Marathon,
den du nicht laufen wolltest.
Du wachst auf und die Last ist schon da,
bevor du die Augen öffnest.

Du sehnst dich nach Ruhe.
Nach einem Moment ohne Alarm
in deinem Körper.
Nach Frieden, nur einmal, nur kurz.
Aber die Angst lässt dich nicht los.

Du bist kein schlechter Mensch,
weil du dir wünschst, dass es endet.
Du bist nur ein Mensch am Limit.

Ich verliere den Boden unter den Füßen

Ich verliere den Boden unter den Füßen.
Die Erinnerung reißt mich aus der Gegenwart,
und plötzlich weiß ich nicht mehr,
wo ich bin, wer ich bin.

Mein Körper ist hier,
aber ich bin es nicht.
Ich beobachte mich von außen,
wie eine Fremde.
Meine Hände gehören nicht zu mir.
Meine Stimme klingt falsch.

Die Realität zersplittert.
Ich weiß, dass ich in Sicherheit bin,
aber mein Körper glaubt es nicht.
Er ist noch dort, damals,
gefangen in dem Moment,
der mich kaputtgemacht hat.

Ich kann nicht zurückfinden.
Der Weg zur Gegenwart ist versperrt.
Ich treibe zwischen den Zeiten.

Das ist die grausame Macht des Traumas.
Es nimmt mir den Boden, auf dem ich stehe.

- 37 -

Dein Körper als Verbündeter

Dein Körper kann dich aus dem Kopf
und zurück ins Leben holen.

Wenn dein Geist in der Traumaschleife gefangen ist, kann dein Körper der Ausweg sein. Kaltes Wasser über die Handgelenke, Eiswürfel im Mund, die dich durch den Schock zurückholen. Bewegung, die erstarrte Energie löst. Stampfen, schütteln, tanzen, rennen, egal wie verrückt es aussieht. Dein Körper weiß, wie er die gefrorene Panik auftaut.

All diese körperlichen Impulse haben einen Sinn. Wenn du stampfst, signalisierst du deinem Gehirn, dass du handlungsfähig bist. Wenn du dich schüttelst, lässt du die Anspannung los, wie Tiere es nach Gefahr tun. Die Kälte holt dich aus der Dissoziation, die Bewegung aus der Erstarrung. Dein Nervensystem versteht diese Sprache besser als tausend Worte.

Vertraue diesem körperlichen Wissen. Dein Körper ist nicht dein Feind, auch wenn er sich manchmal so anfühlt. Er trägt dich durch jeden Flashback, hält dich am Leben, wenn dein Geist aufgeben will. Lass ihn führen, wenn dein Kopf den Weg nicht findet. Ein tiefer Atemzug, eine Dehnung. Diese einfachen Dinge sind mächtiger als du glaubst.

Nutze deinen Körper als Rettungsboot,
wenn dein Geist zu ertrinken droht.

- 38 -

Worte für das Unsagbare

Manchmal brauchst du nur einen Satz,
um zu signalisieren, dass du Hilfe brauchst.

In der Krise versagen oft die Worte. Du kannst nicht erklären, was in dir vorgeht, kannst die Panik nicht in Sprache übersetzen. Dein Mund ist wie zugeschnürt, während innerlich alles schreit. Du brauchst Hilfe, aber die Scham würgt dir die Kehle zu. Die Angst, nicht verstanden zu werden, lähmt dich. Wie sollst du jemandem erklären, dass du gerade in der Vergangenheit gefangen bist? Dass dein Körper in Alarmbereitschaft ist, obwohl keine sichtbare Gefahr existiert?

Du brauchst keine perfekten Erklärungen. Ein einfacher Satz reicht. "Mir geht es gerade nicht gut." "Ich brauche einen Moment." "Kannst du bei mir bleiben?" "Ich habe eine Panikattacke." Diese kurzen Signale sind genug. Menschen, die dich lieben, brauchen keine Dissertation über dein Trauma. Sie brauchen nur zu wissen, dass du sie brauchst. Hab diese Sätze bereit, schreib sie auf, speicher sie im Handy. Wenn die Worte fehlen, lass diese einfachen Hilferufe für dich sprechen.

Finde deine Notfallsätze und scheue dich nicht, sie zu benutzen.

- 39 -

Die Nacht durchstehen

Die Dunkelheit macht alles schlimmer,
aber der Morgen kommt immer.

Nachts ist das Trauma lauter. Die Stille verstärkt jeden Herzschlag, die Dunkelheit nährt die Angst. Du liegst wach, während die Welt schläft, allein mit deinen Dämonen. Die Schatten an der Wand werden zu Bedrohungen, jedes Geräusch lässt dich zusammenfahren. Dein Bett fühlt sich nicht sicher an, der Schlaf wird zum Feind, weil er dich schutzlos macht. Die Nacht dehnt sich endlos, und du zählst die Stunden bis zum Morgengrauen.

Was dir hilft, ist keine Schande. Das Licht anlassen, wenn du es brauchst. Ein Kuscheltier umarmen, auch wenn du längst erwachsen bist. Beruhigende Geräusche im Hintergrund, die die Stille vertreiben. Eine Nachricht an einen Freund, der vielleicht auch wach liegt. Diese Dinge machen dich zu jemandem, der weiß, was er braucht, um zu überleben.

Jede durchgestandene Nacht ist ein Sieg. Jeder Sonnenaufgang beweist, dass du stärker bist als die Dunkelheit. Du hast schon hunderte Nächte überlebt, auch die schlimmsten. Die nächste wirst du auch schaffen. Stunde für Stunde, Atemzug für Atemzug, bis das erste Licht durch dein Fenster fällt.

**Mach dir die Nacht so erträglich wie möglich,
ohne dich dafür zu schämen.**

- 40 -

Morgen ist ein neuer Versuch

Heute musst du nur überstehen.
Morgen darfst du es wieder versuchen.

Manche Tage sind verloren, bevor sie richtig beginnen. Du wachst auf und spürst sofort, dass heute nichts geht. Die Trauma-Last liegt wie Blei auf deiner Brust. Aufstehen ist unmöglich, funktionieren undenkbar. An solchen Tagen ist deine einzige Aufgabe zu überleben. Nicht zu strahlen, nicht produktiv zu sein, nicht einmal okay zu sein. Nur da zu sein, zu atmen, die Stunden vergehen zu lassen.

Das ist genug. Mehr als genug sogar. An manchen Tagen ist Überleben eine Heldentat. Du musst dich nicht schuldig fühlen für die ungewaschenen Haare, das ungemachte Bett, die ignorierten Nachrichten. Trauma aufzuarbeiten ist ein Vollzeitjob, den niemand sieht. Dein Körper und deine Seele arbeiten auf Hochtouren, auch wenn es von außen nach Stillstand aussieht. Morgen ist ein neuer Tag, eine neue Chance, ein frischer Start. Heute darfst du einfach nur sein.

Gib dir die Erlaubnis, heute nur zu existieren.
Morgen wartet geduldig.

Du suchst immer noch nach dem Fehler in dir

Warum haben sie dich nicht beschützt?
Warum haben sie dich nicht gesehen?
Was war an dir so falsch?

Die Antwort, die du nie hören wolltest:
Nichts. Nichts war falsch an dir.

Du warst ein Kind mit normalen Bedürfnissen
in einer Welt, die nicht normal war.

Aber es war leichter zu glauben,
du seist das Problem.
Denn was du kontrollieren kannst,
kann dich nicht mehr zerstören.

Heute suchst du immer noch.
Nach dem Fehler.
Nach dem Grund.
Nach dem "Wenn ich doch nur..."

Es gibt ihn nicht.
Es gab ihn nie.

- 41 -

Gefühle wie Gewitter

Emotionale Stürme sind heftig,
aber sie ziehen immer vorüber.

Deine Gefühle kommen wie Gewitter. Erst ist alles still, dann bricht es über dich herein. Wut, die wie Donner durch deinen Körper rollt. Trauer, die dich durchnässt bis auf die Knochen. Angst, die wie Blitze durch dein Nervensystem zuckt. Du kannst diese Naturgewalt nicht aufhalten, kannst dich nur irgendwo unterstellen und warten, bis es vorbeigeht.

Solche Intensität erschreckt dich selbst. Du erkennst dich nicht wieder in dieser Heftigkeit, in dieser Unkontrollierbarkeit. Es fühlt sich an, als würdest du von innen zerrissen. Als könnte dein Körper die Wucht der Emotionen nicht aushalten. Du hast Angst, im Sturm verloren zu gehen, dich selbst zu verlieren in diesem Chaos.

Nach jedem Gewitter kommt jedoch die Stille. Die Luft ist klarer, der Druck ist weg, die Welt riecht nach Neuanfang. Deine emotionalen Stürme funktionieren genauso. Sie toben, verwüsten, erschüttern dich bis ins Mark. Und dann ziehen sie weiter. Was bleibt, ist die Ruhe danach, die Erschöpfung, aber auch die Erleichterung. Du hast es überstanden. Deine Seele findet zurück in ruhigere Gewässer.

Lass das Gewitter toben und vertraue darauf, dass danach Frieden kommt.

- 42 -

Die Kunst des Aushaltens

Manchmal ist die einzige Lösung,
den Schmerz einfach da sein zu lassen.

Der Schmerz ist unerträglich. Du willst ihn wegmachen, sofort, jetzt gleich. Du suchst verzweifelt nach dem Ausschalter für die Qual, nach der Pille gegen die Angst, nach dem Zauberwort, das alles beendet. Jede Faser deines Seins schreit nach Erlösung. Du würdest alles tun, um diesem Gefühl zu entkommen. Kämpfen, fliehen, dich betäuben. Hauptsache, es hört auf.

Einfach aushalten fühlt sich wie Verrat an dir selbst an. Warum solltest du den Schmerz da sein lassen? Warum nicht dagegen ankämpfen? Weil der Widerstand ihn nur verstärkt. Wenn du aufhörst zu kämpfen, verliert der Schmerz seine Macht über dich. Er ist immer noch da, aber er kontrolliert dich nicht mehr. Du lässt ihn durch dich hindurchfließen wie eine Welle, die kommt und geht. Das ist kein Aufgeben. Es ist die mutigste Form des Daseins.

**Erlaube dir, im Schmerz zu sein,
ohne ihn zu bekämpfen.**

Ich bin in meiner Angst gefangen

Sie umschließt mich wie eine zweite Haut,
die ich nicht abstreifen kann.

Morgens wache ich auf,
und sie ist schon da.
Nachts lege ich mich hin,
und sie liegt neben mir.
Ich kann nicht vor ihr fliehen,
sie ist überall wo ich bin.

Ich habe Angst vor der Angst.
Vor dem nächsten Anfall,
vor dem nächsten Zusammenbruch.
Ich vermeide Orte, Menschen, Situationen,
alles was sie auslösen könnte.
Mein Leben wird immer kleiner.

Ich will ausbrechen,
aber die Angst hält mich fest.
Sie flüstert mir ein, dass ich ohne sie sterbe.

Ich bin ihr Gefangener.
Und sie lässt mich nicht gehen.

- 43 -

SOS ohne Scham

Um Hilfe zu bitten ist kein Zeichen von Versagen,
sondern von Überlebenswillen.

Wenn die Krise kommt, kämpfst du allein. Du verschweigst die Panikattacken, versteckst die zitternden Hände, lügst, dass alles in Ordnung ist. Die Scham sitzt dir im Nacken und flüstert, dass du eine Last bist, dass du zu viel bist, dass niemand deine Dunkelheit aushalten will. Also schweigst du. Erträgst. Zerbrichst im Stillen, während du nach außen funktionierst.

Genau diese Scham ist der größte Lügner in deinem Leben. Menschen, die dich lieben, wollen für dich da sein. Sie warten nicht auf deine perfekte Version, sie wollen dich, wie du bist, auch in deiner Not. Ein SOS zu senden ist kein Zeichen von Versagen. Es zeigt, dass du leben willst, dass du an Heilung glaubst, dass du dir selbst wichtig genug bist, um Unterstützung zu suchen.

Um Hilfe zu rufen hat so viele Formen. Eine Nachricht an einen Freund. Ein Anruf bei der Hotline. Ein Post in einer Selbsthilfegruppe. Ein Termin beim Therapeuten. Sogar ein stummer Blick zu jemandem, der versteht. Jeder dieser Wege ist richtig. Jeder dieser Wege ist mutig. Du musst nicht ertrinken, nur weil du denkst, schwimmen zu müssen sei Pflicht.

Sende dein SOS. Du verdienst es, gerettet zu werden.

- 44 -

Kleine Inseln im Chaos

Selbst im schlimmsten Sturm kannst du
Momente der Ruhe schaffen.

Das Chaos tobt in dir und um dich herum. Alles ist zu laut, zu viel, zu schnell. Du sehnst dich nach Frieden, aber er scheint unerreichbar, als müsstest du erst durch die Hölle, um zur Ruhe zu kommen. Du wartest auf die große Erlösung, den Moment, wo alles aufhört. Dabei übersiehst du die kleinen Rettungsinseln, die überall auf dich warten.

Eine Tasse Tee, die du ganz bewusst trinkst. Drei tiefe Atemzüge am offenen Fenster. Die Wärme einer Decke um deine Schultern. Das sind keine Kleinigkeiten, sondern Mikrodosen von Sicherheit. Jeder dieser Momente ist eine winzige Pause vom Chaos, ein kurzes Durchatmen, ein Anker im Sturm. Du musst nicht warten, bis alles vorbei ist. Du kannst dir jetzt, in diesem Moment, eine Minute Frieden schenken.

Schaffe dir heute eine kleine Insel der Ruhe, nur für dich.

Du sabotierst dein eigenes Herz

Sie kommen zu nah.
Und alles in dir schreit: Gefahr.

Nicht weil sie dir wehtun würden.
Sondern weil sie es könnten.
Wenn du sie lässt.
Wenn du dich öffnest.
Wenn du wieder vertraust.

Also bleibst du auf Abstand.
Sabotierst, bevor es schön wird.
Gehst, bevor du verlassen wirst.

Du nennst es Selbstschutz.
Aber eigentlich
bestrafst du dich immer noch
für das eine Mal,
als du geliebt hast
und es nicht gereicht hat.

- 45 -

Du bist der Sturm und der Hafen

In dir wohnen Chaos und Ruhe,
und beide haben ihre Berechtigung.

Du bist zerrissen zwischen zwei Versionen deiner selbst. Da ist der Teil, der tobt, schreit, zerbricht, außer Kontrolle gerät. Der Sturm in dir, wild und zerstörerisch, voller Schmerz und Wut. Und da ist der andere Teil, der nach Ruhe sehnt, der Trost spendet, der dich auffängt. Der sichere Hafen, zu dem du immer zurückkehren kannst. Du denkst, du müsstest dich entscheiden. Den Sturm bekämpfen, um den Hafen zu erreichen.

Beide Teile gehören zu dir. Der Sturm ist nicht dein Feind, er ist deine verletzte Seele, die sich Gehör verschafft. Der Hafen ist nicht deine einzige Wahrheit, er ist der Teil, der trotz allem an Heilung glaubt. Wenn du beide Seiten annimmst, findest du Frieden. Du darfst toben und dich trösten. Du darfst zerbrechen und dich wieder zusammensetzen. Du darfst Chaos und Ruhe gleichzeitig sein.

In dieser Akzeptanz liegt deine Vollständigkeit. Du musst dich nicht aufspalten, nicht einen Teil von dir verleugnen. Der Sturm macht dich nicht kaputt. Der Hafen macht dich nicht schwach. Zusammen machen sie dich vollständig. Zusammen machen sie dich menschlich.

**Umarme beide Seiten deiner selbst,
denn sie gehören zusammen.**

Ich entschuldige mich fürs Atmen

"Sorry, dass ich störe."
"Tut mir leid, nur kurz."
"Entschuldigung, dass ich frage."

Ich mache mich klein,
bevor es jemand anderes tut.
Ich nehme keinen Raum ein,
damit niemand sagen kann,
ich nehme zu viel.

Jeder Wunsch mit einer Entschuldigung.
Jedes Bedürfnis mit einem "ist nicht schlimm."
Jede Grenze mit einem "wenn es okay ist."

Ich existiere auf Zehenspitzen.
Immer bereit zu verschwinden.
Als wäre meine Anwesenheit
eine Zumutung,
für die ich mich rechtfertigen muss.

Aber weißt du was?
Mein Platz in dieser Welt
war nie eine Frage.

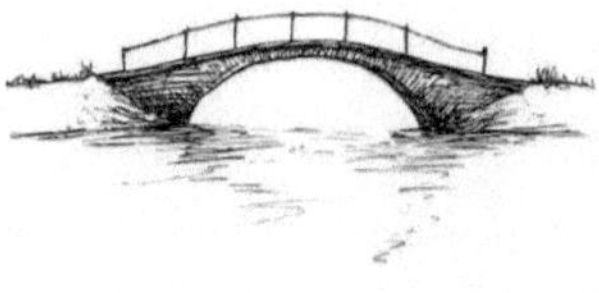

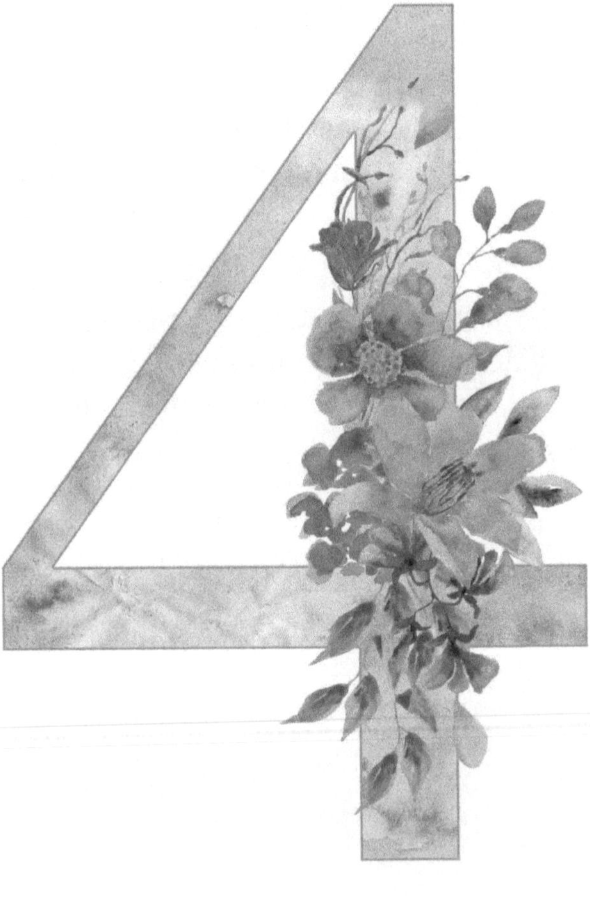
4

Zartes Erwachen

*Heilung kommt auf leisen Sohlen.
In dem Moment, wo du dir erlaubst,
sanft zu dir zu sein, beginnt etwas
Neues zu wachsen.*

Wenn die akuten Krisen nachlassen und du nicht mehr ständig gegen Flashbacks und Panikattacken ankämpfst, tritt oft eine merkwürdige Phase ein. Du hast dich so sehr daran gewöhnt, im Überlebensmodus zu funktionieren, dass die relative Ruhe dich verunsichert. Was macht man mit sich, wenn man nicht mehr ständig auf der Flucht ist? Wie lebt man, wenn das Leben nicht mehr nur aus Überleben besteht? Diese Fragen mögen banal klingen, aber für jemanden, der lange Zeit im Trauma gefangen war, sind sie fundamental.

Die ersten Anzeichen von Heilung sind oft so subtil, dass du sie fast übersiehst. Du stellst fest, dass du einen ganzen Vormittag verbracht hast, ohne einmal an das zu denken, was dir widerfahren ist. Du merkst, dass deine Schultern nicht mehr ständig hochgezogen sind. Ein Freund sagt etwas, das dich früher getriggert hätte, und du spürst nur ein leichtes Unbehagen statt der gewohnten Panik. Diese kleinen Veränderungen summieren sich, auch wenn du ihnen anfangs misstraust. Kann es wirklich sein, dass es besser wird? Oder ist das nur die Ruhe vor dem nächsten Sturm?

Dieses Misstrauen gegenüber der eigenen Besserung ist verständlich, denn dein Nervensystem braucht Zeit, um zu glauben, dass die Gefahr wirklich vorbei ist. Tatsächlich beginnt es in dieser Phase zu lernen, dass nicht mehr jeder Moment eine potenzielle Bedrohung darstellt. Dieser Lernprozess braucht Zeit und vor allem Wiederholung. Jeder Tag, an dem nichts Schlimmes passiert, ist eine kleine Lektion für dein System. Jede Situation, die du als sicher erlebst, wird zu einem Baustein für ein neues Fundament. Du fängst an, bewusst Dinge in dein Leben zu integrieren, die dir Sicherheit vermitteln. Ist es die immer gleiche Morgenroutine, die dir Struktur gibt? Oder der wöchentliche Anruf bei einer Freundin, der dir zeigt, dass du nicht allein bist. Diese Routinen sind mehr als nur Gewohnheiten. Sie sind Anker in einer Welt, die dir lange Zeit unberechenbar erschien.

Was in dieser Phase besonders herausfordernd ist, ist das Verhältnis zu deinem eigenen Körper. Jahrelang war er Schauplatz von Angst, Anspannung und Schmerz. Jetzt sollst du lernen, ihm wieder zu vertrauen? Das fühlt sich an wie eine unmögliche Aufgabe. Doch langsam, ganz langsam, findest du Wege zurück. Vielleicht fängst du an, auf die Signale deines Körpers zu hören, statt sie zu ignorieren. Du merkst, wann du hungrig bist, wann du müde bist, wann du Bewegung brauchst. Du experimentierst vorsichtig damit, was dir guttut. Die warme Dusche am Morgen, die deine Muskeln lockert. Die Dehnübungen, die dir helfen, Spannung loszulassen. Das bewusste Atmen, wenn du merkst, dass die Angst wieder hochkriecht.

Zu diesem Erwachen gehört auch die Einsicht, dass gut für dich zu sorgen keine Extravaganz ist. Es ist schlichtweg notwendig. Lange Zeit hast du dich selbst vernachlässigt, deine eigenen Bedürfnisse ignoriert, dich bis zur Erschöpfung verausgabt. Jetzt lernst du, dass es nicht egoistisch ist, gut zu dir zu sein. Es ist die Grundlage für alles andere. Du fängst an, Grenzen zu setzen, auch wenn es sich anfangs falsch anfühlt. Du sagst Nein zu Überstunden, die dich auslaugen würden. Du ziehst dich zurück von Menschen, die dir nicht guttun. Du gönnst dir Pausen, ohne dich dafür zu rechtfertigen. Diese Entscheidungen fallen dir nicht leicht. Oft kämpfst du mit Schuldgefühlen, mit der Angst, andere zu enttäuschen. Aber du tust es trotzdem, weil du langsam verstehst, dass deine Heilung davon abhängt.

Je mehr du dich um dich selbst kümmerst, desto mehr Möglichkeiten zeigen sich, die du vorher einfach nicht wahrnehmen konntest. In dieser Phase des Erwachens verändert sich auch dein Blick auf die Zukunft. Lange Zeit konntest du nicht weiter denken als bis zum nächsten Tag, manchmal nur bis zur nächsten Stunde. Die Zukunft war ein bedrohlicher Ort, voll von potenziellen Katastrophen. Jetzt wagst du es wieder, vorsichtige Pläne zu machen. Zuerst sind es kleine Dinge. Der Zahnarzttermin nächsten Monat, den du nicht mehr aus Angst absagst. Der Geburtstag einer Freundin, zu dem du zusagst, auch wenn du noch nicht weißt, wie du dich dann fühlen wirst. Später werden die Pläne größer. Die Fortbildung, die du schon lange machen wolltest. Die Reise, von der du träumst. Die Zukunft bekommt wieder Konturen, wird zu einem Ort der Möglichkeiten statt der Bedrohungen.

Natürlich gibt es Rückschläge. Tage, an denen die alten Muster sich mit voller Wucht zurückmelden. Momente, in denen du zweifelst, ob du wirklich Fortschritte machst. Die Heilung von

Trauma ist kein gerader Weg nach oben. Sie gleicht eher einer Spirale, bei der du immer wieder an ähnlichen Punkten vorbeikommst, aber jedes Mal auf einer etwas höheren Ebene. Was sich verändert hat, ist deine Fähigkeit, mit diesen Rückschlägen umzugehen. Du weißt jetzt, dass sie vorübergehen. Du hast Strategien entwickelt, die dir helfen. Du bist nicht mehr dem Trauma ausgeliefert, sondern kannst aktiv etwas tun. Diese Handlungsfähigkeit macht den entscheidenden Unterschied.

Plötzlich wird das Leben zu einer faszinierenden Expedition – nach innen und nach außen. Was in dieser Zeit des Erwachens auch geschieht, ist eine Art Neuentdeckung deiner selbst. Wer bist du eigentlich, wenn du nicht ständig im Überlebensmodus bist? Was interessiert dich, wenn die Angst nicht mehr alles überschattet? Welche Teile von dir hast du weggesperrt, um zu überleben, und trauen sich jetzt wieder hervor? Diese Fragen zu erkunden ist aufregend und beängstigend zugleich. Könnte sein, dass du kreative Seiten an dir entdeckst, die lange brach lagen. Oder du merkst, dass du viel mehr Bedürfnis nach Verbindung hast, als du dir eingestanden hast. Mal stellst du fest, dass manche Dinge, die du für Persönlichkeitsmerkmale gehalten hast, eigentlich Schutzmechanismen waren, die du jetzt nicht mehr brauchst.

Dieses zarte Erwachen ist auch eine Zeit des Lernens. Du lernst, dir selbst wieder zu vertrauen. Du lernst, dass deine Intuition ein wertvoller Kompass ist, auch wenn sie lange Zeit vom Trauma überlagert war. Du lernst den Unterschied zwischen echter Gefahr und Traumaerinnerung zu erkennen. Du lernst, dass du Unterstützung annehmen darfst, ohne schwach zu sein. Du lernst, dass Heilung nicht bedeutet, so zu werden wie vor dem Trauma, sondern eine neue Version deiner selbst zu entwickeln, die das Erlebte integriert hat.

Am Ende all dieser Lernerfahrungen steht die Erkenntnis, die sich tief in dir festsetzt – dass du es wert bist, geheilt zu werden. Dass du ein Recht auf ein Leben hast, das mehr ist als nur Überleben. Dass deine Wunden dich nicht definieren müssen. Diese Erkenntnis kommt nicht über Nacht. Sie wächst langsam, genährt von jedem kleinen Erfolg, jedem Moment der Freude, jeder Erfahrung von Verbundenheit. Sie wird immer wieder herausgefordert von den alten Stimmen, die dir einreden wollen, dass du es nicht verdienst. Aber sie wächst trotzdem, beharrlich und unaufhaltsam, wie eine Pflanze, die sich durch Asphalt kämpft. Dieses Erwachen zu deinem eigenen Wert, zu deinen Möglichkeiten, zu dem Leben, das auf dich wartet, ist der wahre Beginn der Heilung.

Warum Heilung bei Trauma so schwer ist

Heilung von Trauma folgt keinen Regeln.
Sie ist ein verworrener Pfad
aus winzigen Fortschritten und plötzlichen Rückfällen.

Dein Nervensystem hat sich neu programmiert.
Es kennt nur noch Gefahr,
überall und jederzeit.
Diese Prägung sitzt in jeder Zelle.

Was für andere harmlos ist,
schreit in dir Alarm.
Dein Gehirn hat neue Verbindungen geknüpft,
die sich nicht einfach löschen lassen.

Der Körper glaubt der Gegenwart nicht.
Er traut dem Frieden nicht.
Seine Wachsamkeit ist sein Geschenk an dich,
auch wenn es sich wie ein Fluch anfühlt.

Zeit allein reicht nicht.
Heilung braucht bewusste Zuwendung
und den Mut, hinzuschauen.

Warum so viele Menschen ihr Trauma nicht erkennen

Trauma ist ein Meister der Tarnung.
Es versteckt sich in dem,
was du für deinen Charakter hältst.

Du denkst, du bist eben so.
Ängstlich, vorsichtig, immer auf der Hut.
Das war schon immer normal für dich.

Dein Gehirn verdrängt, was zu viel war.
Erinnerungen verschwimmen,
Gefühle werden abgespalten.
Du funktionierst, ohne zu fühlen.

Niemand hat dein Leid benannt.
Also existiert es nicht.
Du lernst, deiner eigenen Wahrnehmung
zu misstrauen.

Die Gesellschaft will Stärke sehen.
Trauma passt nicht ins Bild.
Also versteckst du es,
sogar vor dir selbst.

Erst Jahre später merkst du es.
Der Körper kann nicht mehr schweigen.
Die Seele will endlich gehört werden.

- 46 -

Aufwachen ohne Angst

Heute Morgen war da ein Moment der Stille,
bevor die Angst kam.

Du kennst dieses morgendliche Ritual nur zu gut. Die Augen öffnen sich, und für einen winzigen Augenblick bist du einfach nur da. Kein Schmerz, keine Erinnerung, keine Angst. Nur du und der neue Tag. Dann kommt sie angerauscht, die vertraute Welle der Beklemmung, und du fragst dich, ob es jemals anders sein wird.

Heute war es anders. Heute hat die Stille einen Herzschlag länger gedauert. Die Angst kam später, zögerlicher, als hätte sie selbst vergessen, warum sie jeden Morgen so pünktlich erscheint. Du hast es gespürt, dieses winzige Zeitfenster der Ruhe, und es hat sich angefühlt wie ein kleines Wunder.

Solche Momente sind keine Zufälle. Sie sind Vorboten einer Veränderung, die sich leise in dir vollzieht. Dein Nervensystem lernt langsam, dass der Morgen keine Bedrohung ist. Dass Aufwachen nicht gleichbedeutend mit Kampf sein muss. Jeder angstfreie Moment ist ein Sieg, auch wenn er nur Sekunden dauert.

**Sammle diese stillen Momente wie kostbare Perlen.
Sie zeigen dir, dass Heilung bereits begonnen hat.**

- 47 -

Heilung braucht Struktur

Chaos war so lange dein Zuhause,
dass sich Ordnung fremd anfühlt.

Struktur ist mehr als nur ein Zeitplan. Sie ist ein Versprechen an dich selbst, dass es weitergehen darf. Jeden Tag zur gleichen Zeit aufstehen, essen, atmen. Diese kleinen Rituale werden zu Ankern in einem Meer, das dich so oft hat treiben lassen. Du erschaffst dir einen Rahmen, in dem Heilung wachsen kann. Nicht starr und zwanghaft, sondern sanft und verlässlich. Wie eine unsichtbare Hand, die dich hält, wenn alles andere schwankt. Jede wiederkehrende Handlung flüstert deinem Körper zu, dass er sicher ist.

Genau diese Vorhersehbarkeit ist es, die dein Nervensystem so dringend braucht. Der Morgenkaffee zur gleichen Zeit, der Spaziergang am Nachmittag, das Buch vor dem Schlafen. All das sind kleine Inseln der Sicherheit, die du dir selbst baust. Sie sagen deinem Körper jeden Tag aufs Neue, dass er sich entspannen darf. Dass nicht mehr hinter jeder Ecke das Chaos lauert. Dass du die Kontrolle hast, ohne kontrollieren zu müssen. In dieser selbstgeschaffenen Ordnung findet deine Seele endlich Raum zum Atmen.

**Erschaffe dir liebevolle Routinen, die dich tragen.
Sie sind das Gerüst, an dem deine Heilung
emporwachsen kann.**

- 48 -

Wenn Berührung wieder guttut

Deine Haut erinnert sich an mehr,
als du wahrhaben willst.

Lange Zeit war jede Berührung eine potenzielle Bedrohung. Dein Körper zuckte zurück, noch bevor dein Verstand verstehen konnte, was geschah. Die Nähe anderer Menschen wurde zu einem Minenfeld, das du vorsichtig umgehen musstest. Selbst gut gemeinte Umarmungen fühlten sich wie Gefangenschaft an. Deine Haut hatte gelernt, sich zu panzern, undurchdringlich zu werden für alles, was von außen kam.

Jetzt spürst du erste Veränderungen. Eine Hand auf deiner Schulter lässt dich nicht mehr erstarren. Die Umarmung eines lieben Menschen fühlt sich warm an, nicht bedrohlich. Dein Körper beginnt zu verstehen, dass Berührung auch Trost sein kann, Verbindung, Wärme ohne Gefahr. Diese Momente, in denen du dich in Nähe entspannen kannst, sind kostbare Geschenke.

Schicht für Schicht schmilzt die Rüstung. Du lernst wieder, dass deine Haut nicht nur eine Grenze ist, sondern auch eine Brücke. Dass Berührung heilen kann, was Worte nicht erreichen. Dein Körper wird langsam wieder zu einem Ort, in dem du wohnen darfst, nicht nur überleben musst.

Lass Berührung in deinem Tempo wieder zu.
Dein Körper weiß, wann er bereit ist, sich zu öffnen.

Du bist erschöpft vom Durchhalten

Du hast so lange gekämpft,
dass du vergessen hast,
wie sich Ruhe anfühlt.

Jeder Tag war ein Marathon,
den du irgendwie geschafft hast.
Ohne Medaille, ohne Applaus.

Deine Kraftreserven sind aufgebraucht.
Du läufst auf dem Zahnfleisch,
und selbst das tut schon weh.

Die Erschöpfung sitzt in deinen Knochen,
in jeder Zelle deines Körpers.
Du bist müde vom Müdesein.

Das Durchhalten hat dich ausgehöhlt.
Du funktionierst noch, aber mehr nicht.

Aber auch Funktionieren ist eine Leistung,
wenn alles in dir aufgeben will.
Du bist noch hier. Das zählt.

- 49 -
Nein.

Dieses kleine Wort trägt die ganze Macht
deiner Heilung in sich.

Nein sagen ohne Entschuldigung. Ohne lange Erklärung. Ohne schlechtes Gewissen. Einfach nur Nein. Dieses Wort war so lange verschüttet unter Angst und Anpassung, dass es sich anfühlt wie eine Fremdsprache. Du hast gelernt, Ja zu sagen, wenn alles in dir Nein schrie. Hast deine Grenzen geopfert, um den Frieden zu wahren. Um nicht aufzufallen. Um geliebt zu werden. Um zu überleben. Jedes erzwungene Ja hat ein Stück von dir weggenommen.

Heute sagst du Nein, und die Welt geht nicht unter. Menschen sind enttäuscht, verwirrt, manchmal wütend. Und du hältst es aus. Du spürst, wie sich mit jedem ausgesprochenen Nein etwas in dir aufrichtet. Wie du dir selbst Raum zurückeroberst, den du so lange anderen überlassen hast. Jedes Nein ist ein Ja zu dir selbst. Ein kleiner Akt der Revolution gegen die alte Überlebensstrategie, die dich fast aufgefressen hätte. Du lernst, dass deine Grenzen heilig sind. Dass du sie verteidigen darfst, ohne dich verteidigen zu müssen.

Übe das Nein wie einen Muskel. Mit jedem Mal wird es leichter, dir selbst treu zu bleiben.

- 50 -

Wenn Albträume zu Träumen werden

Deine Albträume verlieren langsam ihren Schrecken.

Du kennst sie alle, die Monster deiner Nächte. Sie waren treue Begleiter, haben dich Nacht für Nacht heimgesucht, dich schweißgebadet aufwachen lassen. Dein Unterbewusstsein hat immer wieder dieselben Szenen abgespielt, als könnte es durch Wiederholung verstehen, was nicht zu verstehen ist.

Wochen- und monatelang wurde der Schlaf zum Feind, die Nacht zur Folterkammer. Du hast gelernt, die Dunkelheit zu fürchten, weil sie dich schutzlos machte. Jede Nacht war ein Russisches Roulette mit deiner eigenen Psyche.

Seit einiger Zeit ist etwas anders. Die Albträume kommen seltener, und wenn sie kommen, sind sie blasser. Manchmal erkennst du sogar im Traum, dass du träumst. Und dann sind da diese anderen Nächte, in denen du einfach nur träumst. Normale, wirre, harmlose Träume. Dein Gehirn sortiert den Tag, statt die Vergangenheit zu wiederholen. Als dürfte die Nacht wieder Erholung sein.

Vertraue darauf, dass dein Geist heilt, auch während du schläfst. Jede ruhige Nacht ist ein Beweis dafür.

- 51 -

Freude auf Rezept

Du hast vergessen, wie sich Leichtigkeit anfühlt.

Freude kommt in winzigen Dosen zurück. Ein Lächeln, das sich auf deine Lippen schleicht, ohne dass du es planst. Ein Lachen, das aus deiner Kehle bricht und dich selbst überrascht. Diese Momente fühlten sich lange verboten an, als hättest du kein Recht auf Glück. Als müsstest du erst all deinen Schmerz abarbeiten, bevor du wieder lachen darfst. Du hast Freude rationiert wie Medizin, vorsichtig dosiert, immer mit der Angst, zu viel davon könnte gefährlich sein.

Jetzt merkst du, dass Freude kein Verrat an deinem Schmerz ist. Sie kann neben der Trauer existieren, neben der Wut, neben der Angst. Du musst nicht geheilt sein, um glückliche Momente zu erleben. Du musst sie dir nicht verdienen durch noch mehr Leid. Freude ist keine Belohnung für überstandene Qualen. Sie ist dein Geburtsrecht, auch wenn du es lange vergessen hattest. Jedes echte Lächeln ist ein kleiner Akt der Rebellion gegen das, was dich brechen wollte.

Erlaube dir kleine Dosen der Freude, ohne dich rechtfertigen zu müssen. Sie ist die Medizin, die deine Seele braucht.

Du willst dein altes Ich zurück

Du trauerst um die Person,
die du vor alldem warst.
Die noch nicht zerbrochen war.

Du siehst alte Fotos an
und erkennst dich kaum wieder.
Diese Leichtigkeit in den Augen.

Wo ist dieser Mensch hin?
Der noch vertrauen konnte.
Der noch ohne Angst lebte.

Wo ist dieser Mensch hin?
Der noch vertrauen konnte.
Der noch ohne Angst lebte.

Irgendwo in dir ist sie noch.
Nicht verschwunden. Nur versteckt.
Wartet darauf, dass es wieder sicher ist.

Ich bin nur noch eine leere Hülle

Ich funktioniere perfekt von außen.
Lächle zur richtigen Zeit.
Sage die richtigen Worte.
Niemand merkt, dass innen nichts mehr ist.

Ich bin ausgehöhlt.
Leergebrannt.
Als hätte jemand mein Innerstes herausgerissen
und nur die Fassade stehen lassen.

Ich gehe durch die Bewegungen des Lebens,
aber ich lebe nicht.
Ich existiere nur.

Da ist diese gähnende Leere in mir.
Ein schwarzes Loch, das alles verschluckt.
Freude, Trauer, Wut.
Alles verschwindet in diesem Nichts.

Ich bin ein Geist in meinem eigenen Leben.
Anwesend, aber nicht da.

Manchmal frage ich mich,
ob jemals wieder etwas in mir wachsen kann.

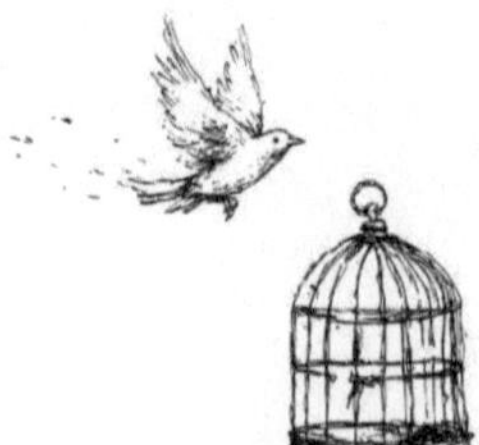

- 52 -

Schneckentempo als Überholspur

Alle anderen scheinen viel schneller zu heilen als du.

Du siehst Menschen, die nach Monaten wieder lachen. Die von Durchbrüchen sprechen, von großen Schritten, von überwundenen Ängsten. Und du? Du feierst, dass du heute geduscht hast. Dass du einen Anruf angenommen hast. Dass du nicht geweint hast beim Einkaufen. Es fühlt sich an, als würdest du im Schneckentempo kriechen, während alle anderen rennen. Als wärst du defekt, weil deine Heilung sich in Millimetern misst, nicht in Meilen. Du fragst dich, ob du es falsch machst. Ob du zu langsam bist. Ob du jemals ankommen wirst.

Heilung ist kein Wettrennen. Deine kleinen Schritte sind nicht weniger wert als die großen Sprünge anderer. Jeder Millimeter vorwärts ist eine Heldentat, wenn man bedenkt, wo du herkommst. Dein Tempo ist genau richtig für deine Geschichte, für deine Wunden, für deine Seele. Was wie Stillstand aussieht, ist oft die härteste Arbeit. Was wie Schneckentempo wirkt, ist in Wahrheit die nachhaltigste Art zu heilen. Du überholst niemanden, aber du kommst an. Schritt für winzigen Schritt.

Vergleiche dich mit niemandem.
Dein Tempo ist heilig, denn es ist deins.

- 53 -

Neue Anfänge am Morgen

Der Morgen war lange dein Feind,
jetzt wird er langsam zum Verbündeten.

Die ersten Sekunden nach dem Aufwachen bestimmen nicht mehr deinen ganzen Tag. Du hast gelernt, dem Morgen eine neue Choreografie zu geben. Statt sofort vom Gedankenkarussell erfasst zu werden, bleibst du einen Moment liegen. Atmest. Spürst deinen Körper ohne Bewertung. Du hast dir neue Rituale geschaffen, die den Tag sanft beginnen lassen. Das Fenster öffnen, auch wenn es kalt ist. Ein Glas Wasser trinken, bevor die Gedanken rasen können. Kleine Handlungen, die dir sagen, dass dieser Tag dir gehört.

Morgenroutine wurde zu deiner stillen Revolution. Wo früher Panik war, ist jetzt Struktur. Wo Angst dich aus dem Bett trieb, führt dich jetzt Selbstfürsorge. Du hast verstanden, dass die Art, wie du aufwachst, die Art bestimmt, wie du lebst. Jeder Morgen ist eine neue Chance, es anders zu machen als gestern. Nicht perfekt, nur einen Hauch besser.

Manchmal verfällst du noch in alte Muster. Manchmal gewinnt die Angst. Aber immer öfter gewinnt deine neue Morgenroutine. Sie ist dein täglicher Beweis, dass Veränderung möglich ist.

Gestalte deine Morgen bewusst. Sie sind das Fundament für alles, was danach kommt.

- 54 -

Vielleicht...

Dieses Wort schleicht sich wieder in deine Gedanken.

••••••••••••••••••••••••••••••

Vielleicht wird es besser. Vielleicht schaffe ich das. Vielleicht bin ich doch nicht für immer kaputt. Diese vorsichtigen Gedanken waren lange verbannt aus deinem Kopf. Hoffnung war ein Luxus, den du dir nicht leisten konntest. Zu oft wurdest du enttäuscht. Zu oft hat das Leben dir gezeigt, dass es keinen Ausweg gibt. Also hast du aufgehört zu hoffen, um nicht mehr verletzt zu werden.

Nun wagt sich das Vielleicht wieder hervor. Ganz zaghaft, fast entschuldigend. Es flüstert von Möglichkeiten, die du lange nicht mehr gesehen hast. Von einer Zukunft, die anders sein könnte als die Vergangenheit. Von einem Ich, das mehr ist als seine Wunden. Du traust diesem Gefühl noch nicht ganz. Hoffnung macht verletzlich. Aber du lässt sie trotzdem zu, diese kleinen *Vielleichts*. Weil ein Leben ohne sie noch unerträglicher ist als die Angst vor Enttäuschung.

Lass das *Vielleicht* in dir wachsen.
Es ist der Samen, aus dem Zukunft entsteht.

- 55 -

Hunger als gutes Zeichen

Dein Körper meldet sich wieder mit eigenen Wünschen.

Lange war Essen nur Funktion. Du hast gegessen, um nicht zu verhungern, oder gar nicht, weil der Knoten in deinem Magen keinen Platz ließ für Nahrung. Dein Körper war verstummt, hatte aufgehört, nach etwas zu verlangen. Hunger war nur ein weiteres Signal, das du ignoriert hast. Geschmack war egal. Genuss ein Fremdwort. Du hast deinen Körper behandelt wie eine Maschine, die irgendwie am Laufen gehalten werden muss.

Neuerdings spürst du echten Hunger. Nicht nur die Leere im Magen, sondern Appetit. Lust auf bestimmte Speisen. Vorfreude auf eine Mahlzeit. Dein Körper traut sich wieder, Wünsche zu äußern. Er sagt dir, was ihm guttut, wonach er sich sehnt. Und du hörst zu. Du schmeckst wieder. Süße, Salziges, Bitteres, Saures. Alles ist intensiver geworden. Als hätte jemand die Lautstärke deiner Sinne wieder hochgedreht.

Genuss beim Essen ist kein Verrat an deinem Schmerz. Es ist ein Zeichen, dass das Leben zurückkehrt in deinen Körper. Dass er wieder mehr sein will als nur eine Überlebensmaschine.

Ehre deinen Hunger. Er zeigt dir, dass dein Körper wieder am Leben teilnehmen will.

Du brauchst endlich Ruhe

Du sehnst dich nach Ruhe,
nach einem Ort ohne Lärm.
Äußerlich und innerlich.

Die Welt ist zu laut geworden.
Jedes Geräusch kratzt an deinen Nerven.
Jede Stimme ist eine zu viel.

Du willst nur noch Frieden.
Keine Kämpfe mehr,
keine Wachsamkeit, keine Angst.

Dein Körper schreit nach Pause.
Deine Seele fleht um Stille.
Du brauchst Raum zum Atmen.

Die Unruhe hat sich in jeder
Faser deines Seins eingenistet.

Und es ist okay, dir diese Ruhe zu nehmen.
Auch wenn die Welt sagt,
du sollst funktionieren.
Du darfst anhalten.

- 56 -

Deine persönlichen Schutzzonen

Du lernst, dir Räume zu schaffen,
in denen du atmen kannst.

Sicherheit ist nichts Abstraktes mehr für dich. Sie hat konkrete Formen angenommen. Die Ecke auf dem Sofa, wo du dich klein machen kannst. Der Platz am Fenster, von dem aus du alles überblicken kannst. Das Café, in dem niemand von dir erwartet, dass du redest. Du hast angefangen, die Welt in sichere und unsichere Zonen einzuteilen. Nicht aus Angst, sondern aus Selbstfürsorge. Du weißt jetzt, wo du auftanken kannst und wo du Energie verlierst.

Diese Schutzzonen sind mehr als nur Rückzugsorte. Sie sind Beweise dafür, dass du gelernt hast, für dich zu sorgen. Dass du dir selbst die Geborgenheit geben kannst, die dir so lange gefehlt hat. In diesen Räumen darfst du sein, ohne zu funktionieren. Hier musst du niemanden beruhigen, niemanden glücklich machen, niemandem gefallen. Hier darfst du einfach nur existieren, mit all deinen Ecken und Kanten. Mit deiner Müdigkeit, deiner Trauer, aber auch mit deiner langsam wachsenden Hoffnung.

Schaffe dir bewusst sichere Räume. Sie sind deine Tankstellen auf dem Weg der Heilung.

- 57 -

Bewegung ohne Fluchtreflex

Dein Körper entdeckt wieder,
dass Bewegung auch Freude sein kann.

Sport war lange Zeit Kampf. Jeder Schritt war Flucht, jede Bewegung Verteidigung. Du bist gerannt, um zu entkommen. Hast dich bewegt, um die Unruhe loszuwerden. Dein Körper kannte nur zwei Modi: erstarren oder fliehen. Bewegung war niemals Genuss, immer nur Überlebensstrategie. Die Anspannung in deinen Muskeln war chronisch, als würdest du permanent auf den Startschuss warten.

Langsam spürst du etwas Neues. Bewegung ohne Panik. Schritte ohne Flucht. Deine Muskeln lernen wieder, sich anzuspannen und zu entspannen, statt dauerhaft in Alarmbereitschaft zu verharren. Du gehst spazieren, ohne ein Ziel zu brauchen. Tanzt, ohne beobachtet zu werden. Dehnst dich, ohne dass es wehtun muss. Dein Körper erinnert sich daran, dass er mehr kann als nur überleben.

Jede Bewegung ohne Angst ist ein Triumph. Jeder Schritt aus Freude statt aus Flucht ist Heilung in Aktion. Du eroberst dir deinen Körper zurück, Muskel für Muskel, Bewegung für Bewegung.

Bewege dich aus Freude, nicht aus Flucht.
Dein Körper lernt wieder, dass er sicher ist.

Ich bin es leid, immer zu kämpfen

Ich kann nicht mehr.
Jeder Tag ist ein Schlachtfeld,
und ich habe keine Kraft mehr für den Krieg.

Ich kämpfe gegen die Erinnerungen.
Gegen die Angst.
Gegen meinen eigenen Körper,
der mich immer wieder verrät.

Morgens kämpfe ich mich aus dem Bett.
Tagsüber kämpfe ich um Normalität.
Nachts kämpfe ich gegen die Albträume.

Ich bin so müde vom Widerstand leisten.
Vom stark sein müssen.
Vom Durchhalten.

Manchmal will ich einfach aufgeben.
Die weiße Flagge hissen.
Mich ergeben.

Aber wem?
Wohin mit dieser Kapitulation?

Ich weiß nicht, wie man aufhört zu kämpfen,
ohne unterzugehen.

- 58 -

Endlich: Langeweile!

Was für andere normal ist,
ist für dich ein kleines Wunder.

Langeweile war ein Luxus, den du dir nicht leisten konntest. Dein Gehirn war immer beschäftigt. Mit Überleben, mit Wachsamkeit, mit dem Analysieren jeder kleinsten Gefahr. Jede Sekunde war ausgefüllt mit Angst, Anspannung, Alarmbereitschaft. Stillstand bedeutete Gefahr. Ruhe war gleichbedeutend mit dem Warten auf den nächsten Sturm.

Gestern hast du dich dabei ertappt, wie du aus dem Fenster gestarrt hast. Ohne Panik, ohne Plan, ohne Fluchtgedanken. Einfach nur geschaut. Und dann kam sie, die Langeweile. Dieses träge Gefühl des *Nichts-tun-müssens*. Keine Gefahr zu scannen, keine Katastrophe zu verhindern, keine Fluchtroute zu planen. Nur du und die vorüberziehenden Wolken. Es fühlte sich fast unwirklich an, dieser Moment ohne Bedrohung. Als hättest du vergessen, dass das Leben auch aus solchen leeren, wunderbaren Momenten bestehen darf.

Langeweile ist das Gegenteil von Trauma. Sie bedeutet, dass dein Nervensystem zur Ruhe kommt. Dass du sicher genug bist, um nichts tun zu müssen. Dass dein Gehirn endlich Pause machen darf von der ewigen Wachsamkeit.

**Feiere die Langeweile. Sie ist der Beweis,
dass dein Nervensystem heilt.**

- 59 -

Termine mit der Zukunft

Du wagst es wieder, über nächste Woche hinauszudenken.

Planung war unmöglich, als jeder Tag ein Überlebenskampf war. Wie solltest du an nächsten Monat denken, wenn du nicht wusstest, wie du den heutigen Tag überstehen sollst? Die Zukunft war ein verschwommener Fleck, zu bedrohlich, um hinzuschauen. Du hast von Tag zu Tag gelebt, von Stunde zu Stunde, manchmal von Minute zu Minute. Termine zu machen fühlte sich an wie Lügen, weil du nie wusstest, ob du sie einhalten können würdest.

Letzte Woche hast du etwas für übernächsten Monat geplant. Einfach so. Ein Treffen mit einer Freundin. Ein Konzertbesuch. Einen Ausflug. Nichts Großes, aber es fühlte sich monumental an. Du hast in einen Kalender geschaut und gedacht, da werde ich sein. Da werde ich noch leben. Da werde ich vielleicht sogar Spaß haben. Diese vorsichtige Vorfreude war so ungewohnt, dass sie dich fast erschreckt hat.

Pläne zu machen bedeutet, an eine Zukunft zu glauben. Es bedeutet, dass ein Teil von dir weiß, dass es weitergeht. Dass es nicht nur weitergeht, sondern dass es Momente geben wird, auf die du dich freuen kannst.

Trage Schönes in deinen Kalender ein. Jeder Termin mit der Zukunft ist ein Versprechen an dich selbst.

Ich trauere um jemanden, der noch da ist

Ich trauere um die Mutter,
die ich mir gewünscht hätte.
Um den Vater,
der mich hätte beschützen sollen.
Um die Familie,
die es nie gab.

Sie sind noch da.
Aber die Menschen,
die ich gebraucht hätte,
haben nie existiert.

Ich trauere um Umarmungen,
die nie kamen.
Um Worte, die nie gesagt wurden.
Um eine Kindheit, die nie war.

Und niemand versteht diese Trauer.
Weil man doch nur um Verstorbene weint.

Aber ich weine um Menschen,
die körperlich da,
aber emotional fort waren.

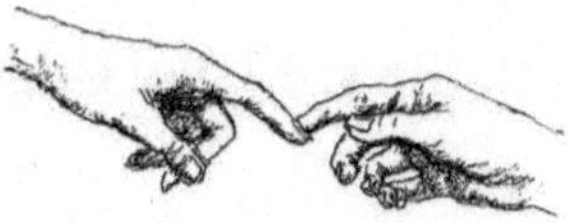

\- 60 -

Die heilende Kraft der Routine

In der Wiederholung findest du endlich Frieden.

Routine klingt nach Langeweile, nach Stillstand, nach verschwendetem Leben. Für dich ist sie das Gegenteil. Sie ist der Beweis, dass nicht mehr alles unvorhersehbar ist. Dass es Dinge gibt, auf die du dich verlassen kannst. Der Kaffee am Morgen, immer zur gleichen Zeit, in derselben Tasse. Der Weg, den du jeden Tag gehst. Die Sendung, die du jeden Abend schaust. Diese Wiederholungen sind keine Eintönigkeit. Sie sind Anker in einer Welt, die sich zu lange wie Treibsand angefühlt hat.

In dieser Vorhersehbarkeit findet dein Nervensystem endlich Ruhe. Es muss nicht mehr jede Situation als potenziell gefährlich einstufen. Es kennt den Ablauf, weiß was kommt, kann sich entspannen. Routine ist wie eine sanfte Melodie, die deinem Körper sagt, dass er sicher ist. Dass morgen dem heute ähneln wird. Dass es Konstanten gibt in deinem Leben.

Früher war alles Chaos, und du musstest dich anpassen. Heute erschaffst du dir selbst Struktur, und das ist ein Akt der Selbstermächtigung. Du bestimmst den Rhythmus deiner Tage.

Baue dir Routinen, die dich halten. Sie sind das Gegengift zum Chaos der Vergangenheit.

Ich bin gefangen zwischen gestern und morgen

Ich lebe nicht in der Gegenwart.
Ich schwebe irgendwo dazwischen,
zwischen dem, was war,
und dem, was sein könnte.

Die Vergangenheit zieht mich zurück.
Immer wieder.
Mit Erinnerungen, die sich anfühlen
wie offene Wunden.

Die Zukunft macht mir Angst.
Zu ungewiss.
Zu viele Möglichkeiten,
wieder verletzt zu werden.

Also bleibe ich in diesem Niemandsland.
Weder hier noch dort.

Die Gegenwart ist ein Ort,
an dem ich nicht sein kann.

Ich bin ein Zeitreisender wider Willen.
Überall, nur nicht im Jetzt.

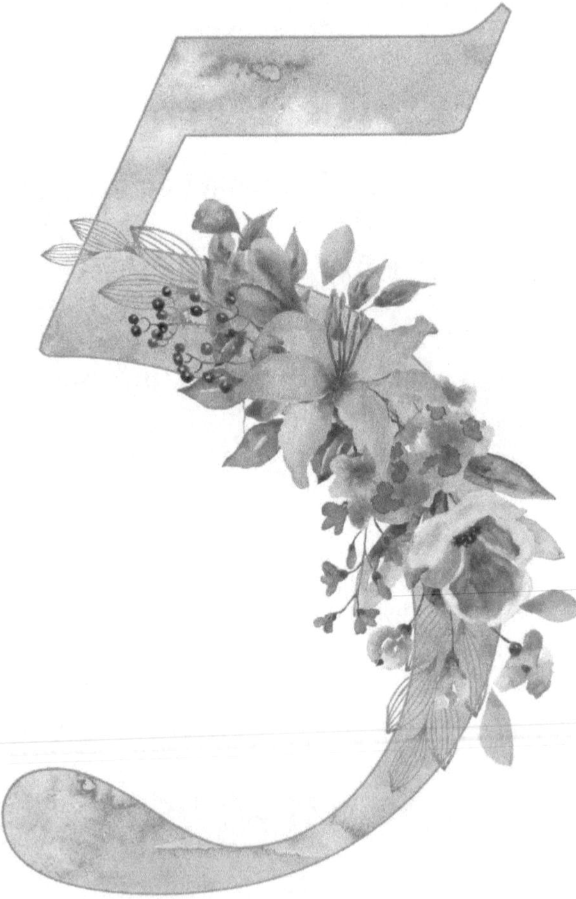

Zurück ins Leben

Der mutigste Schritt ist nicht der erste, sondern der, mit dem du dich wieder anderen zuwendest. Vertrauen wächst behutsam, eine Begegnung nach der anderen.

Nach all der inneren Arbeit, dem Verstehen und Stabilisieren, stehst du nun vor einer neuen Herausforderung. Die Welt da draußen hat sich weitergedreht, während du damit beschäftigt warst, deine inneren Stürme zu überstehen. Menschen haben ihre Leben gelebt, Beziehungen geknüpft, Pläne gemacht. Und du? Du warst damit beschäftigt zu überleben, zu heilen, dich selbst wiederzufinden. Jetzt kommt der Moment, in dem sich die Frage stellt: Wie finde ich meinen Platz in einer Welt, die mir fremd geworden ist?

Es ist ein seltsames Gefühl, sich dem Leben wieder zuzuwenden, wenn man so lange damit verbracht hat, sich davor zu schützen. Wie ein Taucher, der zu lange unter Wasser war und nun vorsichtig auftaucht, unsicher, ob seine Lungen noch wissen, wie man atmet. Die alltäglichsten Dinge können überwältigend sein. Ein voller Supermarkt. Eine Geburtstagsfeier. Ein ungeplantes

Treffen auf der Straße. Was für andere selbstverständlich ist, kostet dich Überwindung. Selbst die Entscheidung, welchen Weg du zur Arbeit nimmst, kann zur Herausforderung werden, wenn du abwägst, wie viele Menschen dir begegnen könnten. Die Welt fühlt sich lauter an, greller, fordernder als in deiner Erinnerung.

Dein Trauma hat deine Beziehung zu anderen Menschen überaus stark beeinflusst. Wo früher Leichtigkeit war, herrscht nun Vorsicht. Vertrauen, das einst selbstverständlich schien, muss mühsam wieder aufgebaut werden. Du hast gelernt, dass Menschen verletzen können, dass Nähe gefährlich sein kann, dass es sicherer ist, sich nicht zu öffnen. Diese Lektionen sitzen tief, und sie lassen sich nicht einfach vergessen, nur weil du jetzt theoretisch weißt, dass nicht alle Menschen eine Bedrohung darstellen.

Du wirst schnell merken, dass der erste Schritt zurück oft der schwerste ist. Du triffst eine alte Bekannte auf einen Kaffee und merkst, wie anstrengend es ist, ein normales Gespräch zu führen. Du sollst über deinen Tag reden, über deine Pläne, aber wie erklärt man die Leere der letzten Jahre? Wie überbrückt man die Kluft zwischen ihrer Normalität und deiner Realität? Du hast das Gefühl, eine Sprache verlernt zu haben, die Sprache der Unbeschwertheit, des Smalltalks, der harmlosen Verbindung. Während sie von ihrem Urlaub erzählt, kämpfst du damit, präsent zu bleiben, nicht abzudriften in die Dissoziation, die so lange dein Schutz war.

In solchen Momenten wird deutlich, dass manche Beziehungen nicht mehr passen. Freundschaften, die auf gemeinsamen Aktivitäten basierten, die du nicht mehr ausüben kannst. Familienmitglieder, die erwarten, dass du wieder die Person wirst, die du einmal warst. Du stehst vor der schmerzhaften Aufgabe zu erkennen, welche Verbindungen dich nähren und welche dich in alte Muster zurückziehen. Gleichzeitig geschieht etwas Wunderbares: Du triffst Menschen, die deine neue Tiefe erkennen und schätzen. Menschen, die selbst Brüche in ihrer Geschichte haben und verstehen, was es heißt, wieder aufzustehen. Mit ihnen musst du nicht so tun, als wäre nichts gewesen. Diese neuen Beziehungen haben eine andere Qualität. Sie basieren auf der gemeinsamen Bereitschaft, sich dem Leben in all seiner Komplexität zu stellen.

Besonders herausfordernd ist dann die Frage nach Unterstützung, denn sie berührt den Kern dessen, was Trauma mit unserem Selbstbild macht. Jahrelang hast du gekämpft, oft allein, getrieben von der Überzeugung, stark sein zu müssen. Die Vorstellung, Hilfe zu brauchen, kratzt an diesem mühsam aufrechterhaltenen Bild. Doch die Wahrheit, die sich langsam durchsetzt, ist eine andere: Heilung geschieht nicht in der Isolation. Der erste Gang zu einer Therapeutin fühlt sich an wie eine Kapitulation, dabei ist er ein Akt des Mutes. In diesem Raum, in dem du nichts vorspielen musst, offenbart sich die ganze Last der vergangenen Jahre. Ähnliches geschieht in Selbsthilfegruppen, wo du Menschen triffst, die deine Sprache sprechen. Hier musst du nicht erklären, warum du immer mit dem Rücken zur Wand sitzt. Die anderen nicken, sie kennen es. In ihren Geschichten erkennst du Fragmente deiner eigenen wieder.

Im Laufe der Zeit entwickeln sich aus diesen Erfahrungen neue Wege, in der Welt zu sein. Du lernst, deine Grenzen zu respektieren und zu kommunizieren. "Ich brauche kurz frische Luft" wird zu einem selbstverständlichen Satz. Du findest kreative Lösungen: die Feier, auf der du nur eine Stunde bleibst, aber diese eine Stunde wirklich präsent bist. Das ruhige Café als Alternative zur lauten Bar. Was anfangs wie Rückzug wirkte, entpuppt sich als Selbstfürsorge, die es dir ermöglicht, überhaupt wieder teilzunehmen.

Auch die Arbeitswelt fordert neue Herangehensweisen. Die Lücken im Lebenslauf wollen erklärt werden. Die Leistungserwartungen prallen auf Tage, an denen schon das Aufstehen eine Heldentat ist. Manche entdecken, dass ihre alte Karriere nicht mehr zu dem Menschen passt, der sie geworden sind. Andere finden gerade in der Struktur der Arbeit einen heilsamen Rhythmus. Parallel zu all diesen äußeren Anpassungen vollzieht sich eine innere Wandlung. Die Freude, die so lange verschüttet war, meldet sich zaghaft zurück. Ein Lied im Radio, das dich zum Lächeln bringt. Ein Sonnenuntergang, der dich innehalten lässt. Du wagst es wieder, Dinge zu tun, einfach weil sie dir Freude bereiten könnten.

Natürlich verläuft dieser Weg nicht gradlinig. Es gibt Tage, an denen all die mühsam erarbeiteten Fortschritte wie weggewischt scheinen. Eine unbedachte Bemerkung reißt alte Wunden auf. Die Versuchung, sich wieder zurückzuziehen, ist groß. Doch etwas hat sich verändert. Du weißt jetzt, dass diese Rückschläge vorübergehen. Du hast Werkzeuge, Menschen, Orte, die dir helfen. Der schlechte Tag definiert nicht mehr deine ganze Existenz.

Nach und nach entsteht eine neue Normalität. Du bist nicht mehr die Person von früher, wirst es auch nie wieder sein. Aber du bist auch nicht mehr nur deine Wunden. Du bist jemand, der die Dunkelheit kennt und sich bewusst für das Licht entscheidet. Deine Beziehungen mögen weniger zahlreich sein, aber sie haben eine Tiefe, die du früher nicht kanntest. Dein Leben mag langsamer sein, bedachter, aber es ist echter.

Die größte Erkenntnis auf diesem Weg ist, dass Zurückkehren nicht bedeutet, wieder zu werden, wer du warst. Es bedeutet, mit dem, was du geworden bist, deinen Platz in der Welt zu finden. Du musst nicht so tun, als wäre nichts gewesen. In dieser Akzeptanz liegt eine ungeheure Kraft. Du wirst zum lebenden Beweis dafür, dass man durch die Hölle gehen und trotzdem wieder lieben kann. Dass Isolation nicht das letzte Wort haben muss. Deine Rückkehr ins Leben ist mehr als persönliche Heilung. Sie ist ein Leuchtfeuer für all jene, die noch im Dunkeln tasten. Sie zeigt:

Es gibt einen Weg zurück.

Er ist steinig, er ist lang, aber er existiert.

Und du bist ihn gegangen.

Warum sich Menschen mit Trauma zurückziehen

Der Rückzug ist kein Aufgeben.
Er ist deine Seele, die um Schutz fleht.

Nach einem Trauma wird die Welt
zu einem Ort voller unsichtbarer Gefahren.
Jede Begegnung könnte wehtun,
jedes Gespräch zu viel verlangen.

Dein Nervensystem hat gelernt,
dass Nähe gefährlich sein kann.
Es scannt jeden Raum, jedes Gesicht,
sucht nach Zeichen der Bedrohung.

Die Energie, die andere für Smalltalk nutzen,
brauchst du fürs bloße Überleben.
Soziale Situationen werden zu Marathonläufen,
die dich tagelang erschöpfen.

Der Rückzug ist deine Art zu heilen.
In der Stille findest du Sicherheit,
in der Einsamkeit Kontrolle.
Dein Körper weiß, was er braucht.

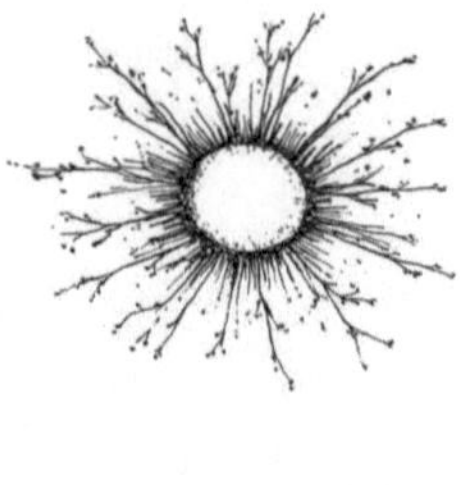

Wie dein Trauma alle wegstößt, die du liebst

Das Trauma spricht durch dich,
auch wenn du schweigen willst.

Es baut Mauern aus Misstrauen,
wo früher offene Türen waren.
Deine Liebe ist noch da,
aber sie kommt nicht mehr durch.

Du testest unbewusst ihre Grenzen,
stößt sie weg, bevor sie gehen können.
Besser selbst verlassen
als wieder verlassen werden.

Deine Wut trifft die Falschen,
deine Angst vergiftet die Nähe.
Die Menschen, die bleiben wollen,
verstehen deine Sprache nicht mehr.

Das Trauma macht dich zum Wächter
deiner eigenen Einsamkeit.
Es flüstert dir ein, dass niemand
deine Dunkelheit ertragen kann.

Dieser Kreislauf ist nicht deine Schuld.
Er ist das Echo deiner Verletzung,
die noch lernt, wieder zu vertrauen.

- 61 -

Die Welt da draußen wartet

Die Welt dreht sich weiter, während du stillstehst.

Der Alltag hat seine Form verloren. Was früher selbstverständlich war, fühlt sich jetzt unmöglich an. Du stehst am Fenster und die Normalität der anderen wirkt wie eine Fremdsprache, die du nicht mehr verstehst. Ihre Geschäftigkeit erscheint dir surreal, fast wie eine Beleidigung an dein Nervensystem, das auf Hochtouren läuft, nur um den Moment zu überstehen. Diese Kluft zwischen dir und der Welt da draußen wächst mit jedem Tag, an dem du nicht hinausgehst.

Doch diese Überforderung zeigt nur, dass dein System noch im Schutzmodus ist. Es hat gelernt, dass Gefahr überall lauern kann, und jetzt muss es langsam umlernen. Ein Gang zum Briefkasten ist kein kleiner Schritt, sondern eine mutige Konfrontation mit einer Welt, die sich fremd anfühlt. Die Welt wartet tatsächlich, aber nicht ungeduldig. Sie wird noch da sein, wenn du bereit bist. Heute reicht es, wenn du nur ans Fenster gehst. Morgen öffnest du es vielleicht. Übermorgen atmest du die Luft von draußen.

Heute gehst du nur bis zur Haustür.
Morgen vielleicht einen Schritt weiter.
Das reicht vollkommen.

- 62 -

Alte Freunde, neue Distanz

Die vertrauten Gesichter erkennen dich nicht mehr.

Das Trauma hat dich verändert, und diese Veränderung steht zwischen dir und den Menschen, die dich von früher kennen. Sie suchen in dir die Person, die du warst, während du selbst nicht mehr weißt, wer du bist. Ihre Erinnerungen an gemeinsame Zeiten fühlen sich an wie Geschichten über jemand anderen.

Du sitzt mit ihnen zusammen und die Distanz ist so groß, dass ihre Stimmen wie durch Watte klingen. Sie reden über Dinge, die dir nichts mehr bedeuten, während das, was dich zerreißt, keinen Platz in ihren Gesprächen hat. Ihre gut gemeinten Ratschläge prallen an dir ab, ihre Ungeduld mit deiner Heilung verletzt dich.

Manche Freundschaften überleben ein Trauma nicht, und das ist niemandes Schuld. Menschen, die nie durch die Hölle gegangen sind, können die Landkarte deiner neuen Realität nicht lesen. Du bist nicht undankbar oder gleichgültig. Du bist einfach zu weit weg von dem Menschen, den sie vermissen. Diese Verluste gehören zur Heilung dazu, so schmerzhaft sie auch sind.

Nicht jede Freundschaft muss diese Reise überleben.
Du darfst loslassen, was nicht mehr passt.

- 63 -

Die richtigen Worte fehlen

Wie erklärt man das Unerklärliche?

Wenn dich jemand fragt, wie es dir geht, stockt dir der Atem. Die ehrliche Antwort würde Stunden dauern und trotzdem nichts erklären. Also sagst du "gut" oder "es geht schon" und hoffst, dass niemand nachfragt. Die Kluft zwischen dem, was in dir vorgeht, und dem, was du sagen kannst, wird mit jedem Gespräch größer. Du fühlst dich wie ein Schauspieler in deinem eigenen Leben, der seinen Text vergessen hat.

Die Wahrheit ist, dass du niemandem eine Erklärung schuldest. Ein einfaches "Es war eine schwere Zeit" reicht vollkommen aus. Oder "Ich arbeite gerade an ein paar Dingen". Niemand hat das Recht auf deine Geschichte, nur weil er fragt. Du darfst Grenzen ziehen, ohne sie zu begründen. Du darfst schweigen, ohne dich dafür zu rechtfertigen. Deine Heilung braucht keine Zeugen, keine Richter und keine Kommentatoren.

"Mir geht es heute nicht so gut" ist eine vollständige Antwort. Mehr musst du nicht sagen.

Niemand sieht deine emotionalen Narben

Du trägst Wunden,
die kein Verband verdeckt.
Sie bluten nach innen,
unsichtbar für die Welt.

Die Menschen sehen dein Lächeln,
nicht die Kraft, die es dich kostet.
Sie hören deine Worte,
nicht die Schreie in deiner Stille.

Du funktionierst perfekt nach außen,
während du innerlich zerbrichst.
Niemand ahnt, wie schwer jeder Schritt ist,
wie sehr du kämpfst, nur um zu existieren.

Die Einsamkeit mit diesem unsichtbaren
Schmerz macht dich wahnsinnig.
Du willst schreien, aber niemand
würde verstehen.

- 64 -

Therapie ist kein Verrat

Professionelle Hilfe zu suchen bedeutet nicht,
dass du versagt hast.

Der Gedanke an Therapie löst oft Scham aus. Als würdest du zugeben, dass du allein nicht stark genug bist. Als würde das Trauma gewinnen, wenn du dir Hilfe holst. Diese Gedanken sind das Trauma selbst, das dich isoliert halten will. Es flüstert dir ein, dass du es allein schaffen musst, dass andere Menschen schlimmere Dinge erlebt haben, dass du kein Recht auf professionelle Unterstützung hast.

In Wahrheit zeigt der Gang zur Therapie enormen Mut. Du stellst dich deinen Dämonen mit einem erfahrenen Begleiter an deiner Seite. Du gibst dir selbst die Chance auf Heilung, die du verdienst. Therapeuten sind wie Bergführer in deiner inneren Landschaft. Sie kennen die gefährlichen Stellen, die sicheren Pfade, die Abkürzungen zur Heilung.

Niemand erwartet von dir, dass du dir selbst einen gebrochenen Knochen richtest. Warum solltest du dann eine gebrochene Seele allein heilen müssen? Therapie ist keine Schwäche. Sie ist die mutigste Form der Selbstfürsorge, die es gibt.

Heute recherchierst du eine Telefonnummer.
Morgen rufst du vielleicht an. Schritt für Schritt.

- 65 -

Zwischen Offenheit und Selbstschutz

Wie viel von deiner Geschichte ist sicher zu teilen?

Die Balance zu finden zwischen Authentizität und Selbstschutz gleicht einem Tanz auf einem schmalen Grat. Du willst nicht mehr lügen, nicht mehr so tun als ob, aber die vollständige Wahrheit macht dich verletzlich. Jedes Gespräch wird zur Gratwanderung zwischen dem Bedürfnis, verstanden zu werden, und der Angst vor Bewertung. Du testest vorsichtig, wie viel die andere Person verkraften kann, wie viel du preisgeben kannst, ohne dich selbst zu gefährden.

Diese Unsicherheit ist dein Schutzmechanismus, der noch lernt zu unterscheiden. Mit der Zeit entwickelst du ein Gespür dafür, wem du was anvertrauen kannst. Du lernst, in Schichten zu teilen, erst die Oberfläche, dann nach und nach tiefere Wahrheiten. Manche Menschen verdienen nur die Kurzfassung, andere dürfen mehr erfahren. Diese Abstufungen sind keine Unehrlichkeit, sondern gesunde Grenzen. Du schuldest niemandem deine ganze Geschichte auf einmal.

Teile heute nur so viel, wie sich sicher anfühlt. Der Rest kann warten.

- 66 -

Doppelt getroffen

Manchmal schmerzt die Reaktion der anderen
mehr als das Trauma selbst.

Ein unbedachter Kommentar kann dich tagelang verfolgen. "Stell dich nicht so an" oder "Das ist doch schon so lange her". Jeder dieser Sätze ist wie Salz in deiner Wunde. Die Menschen meinen es oft nicht böse, sie verstehen einfach nicht, was ihre Worte anrichten. Ihr Unverständnis lässt dich an deiner eigenen Wahrnehmung zweifeln. War es wirklich so schlimm? Die Entwertung deines Schmerzes wird zur zweiten Verletzung, die manchmal tiefer sitzt als die erste.

Solche Reaktionen sagen nichts über die Gültigkeit deines Traumas aus. Sie zeigen nur die Grenzen der anderen Person. Ihre Unfähigkeit, deinen Schmerz zu sehen, macht ihn nicht weniger real. Menschen, die nie gebrochene Knochen hatten, können den Schmerz nicht nachvollziehen. Menschen ohne Trauma können die Erschütterung deiner Welt nicht begreifen. Ihr Unverständnis ist nur der Beweis ihrer eigenen Begrenzung.

Dein Schmerz braucht keine Bestätigung von außen, um echt zu sein. Er braucht keine Zeugen, keine Richter, keine Jury. Er ist da, er ist real, und er verdient Respekt, auch wenn andere ihn nicht verstehen können.

Ihre Ignoranz definiert nicht deine Realität.
Dein Schmerz ist gültig, egal wer ihn anzweifelt.

Deine Seele schreit, aber keiner hört es

Der Schmerz in dir ist so laut,
dass du nicht verstehst,
warum andere ihn nicht hören.

Du sitzt zwischen Menschen
und deine Seele schreit um Hilfe,
aber nur Schweigen kommt aus deinem Mund.
Die Worte bleiben in deiner Kehle stecken.

Wie erklärt man einen Sturm,
der nur in dir tobt?
Wie beschreibt man eine Dunkelheit,
die andere nicht sehen können?

Du versuchst es mit Andeutungen,
aber sie verstehen die Sprache
deines Schmerzes nicht.

Also gibst du auf und lächelst,
während du innerlich schreist.

Ich lebe in ständiger Alarmbereitschaft

Mein Körper hat vergessen,
wie sich Sicherheit anfühlt.
Jeder Muskel ist angespannt, bereit zur Flucht.

Ich scanne jeden Raum nach Ausgängen,
jedes Gesicht nach Gefahr.
Mein Nervensystem läuft auf Hochtouren,
auch wenn nichts passiert.

Die Erschöpfung von dieser ewigen Wachsamkeit
zieht mich in die Tiefe.
Aber sobald ich versuche zu entspannen,
schlägt der Alarm wieder an.

Nachts liege ich wach,
lausche auf jedes Geräusch.
Mein Herz rast bei jedem Schatten,
meine Muskeln zucken bei jedem Laut.

Ich weiß, dass die Gefahr vorbei ist.
Mein Körper weiß es nicht.
Er bewacht mich vor Geistern,
die nur er noch sehen kann.

- 67 -

Neue Menschen, neue Chancen

Frische Begegnungen kommen ohne Altlasten.

Mit neuen Menschen kannst du selbst entscheiden, wer du sein willst. Sie kennen dein Vorher nicht, müssen dich nicht mit früheren Versionen von dir vergleichen. In ihren Augen bist du keine gebrochene Version deiner selbst, sondern einfach du, wie du jetzt bist. Diese Freiheit kann beängstigend und befreiend zugleich sein, weil du plötzlich die Kontrolle über deine eigene Geschichte hast. Du bestimmst, was du preisgibst und was du für dich behältst.

Neue Beziehungen entstehen ohne den Schatten deines Traumas im Raum. Du musst nicht erklären, warum du dich verändert hast oder warum du bestimmte Dinge nicht mehr kannst. Diese Menschen lernen dich kennen, wie du jetzt bist, mit all deinen neuen Grenzen und Bedürfnissen, und das ist für sie normal. Mit ihnen kannst du üben, wieder Vertrauen zu fassen, ohne dass alte Erwartungen dich unter Druck setzen. Sie sehen deine Stärke im Jetzt, nicht deinen Zusammenbruch von damals, und das gibt dir Raum zum Atmen.

**Heute beginnst du ein Gespräch ohne Vorgeschichte.
Das ist deine Chance auf einen Neuanfang.**

- 68 -

Grenzen setzen ohne Schuldgefühle

Nein zu sagen ist dein Grundrecht, keine Unhöflichkeit.

Das Trauma hat deine Grenzen verwischt, und jetzt musst du sie mühsam neu ziehen. Jedes Nein fühlt sich an wie ein Verrat, jede Grenze wie eine Beleidigung. Du hast gelernt, dass deine Bedürfnisse weniger wichtig sind als der Frieden der anderen. Die alte Programmierung sitzt tief und flüstert dir ein, dass du egoistisch bist, wenn du dich schützt. Schuldgefühle kommen automatisch, sobald du für dich einstehst, als wäre Selbstschutz ein Verbrechen.

Dabei bilden gerade deine Grenzen die Grundmauern deiner Heilung. Ohne sie kann nichts in dir wachsen, nichts heilen, nichts zur Ruhe kommen. Menschen, die deine Grenzen nicht respektieren, zeigen dir nur, dass sie keinen Platz in deinem Heilungsprozess verdienen. Jede Grenze, die du setzt, ist eine Liebeserklärung an dich selbst. Du sagst damit, dass du es wert bist, geschützt zu werden, dass deine Bedürfnisse zählen.

Was du als Schuldgefühle wahrnimmst, sind nur Echos alter Muster, die dich klein halten wollten. Sie werden leiser, je öfter du deine Grenzen verteidigst. Mit jedem Nein wirst du stärker, mit jeder Grenze heiler. Du bist niemandem eine Erklärung schuldig, warum du dich schützt.

Heute sagst du einmal Nein ohne Begründung.
Einfach nur Nein. Das ist genug.

- 69 -

Die Einsamkeit in der Menge

Umgeben von Menschen und trotzdem allein.

Du sitzt in einem vollen Raum und fühlst dich unsichtbar. Die Gespräche um dich herum verschwimmen zu einem bedeutungslosen Rauschen. Alle scheinen eine gemeinsame Sprache zu sprechen, die du nicht mehr verstehst. Ihre Sorgen wirken banal, ihre Freuden unbegreiflich. Du lächelst, nickst, spielst mit, aber innerlich bist du Lichtjahre entfernt. Das Trauma hat eine unsichtbare Wand zwischen dir und der Welt errichtet, durch die du alles nur gedämpft wahrnimmst.

Diese Parallelwelt-Erfahrung kennt jeder, der ein Trauma erlebt hat. Dein Körper ist anwesend, aber deine Seele ist noch im Schutzmodus, zu weit weg, um wirklich anzukommen. Du funktionierst auf Autopilot, während der echte Teil von dir sich versteckt hält. Die Energie, die andere für Smalltalk nutzen, brauchst du allein dafür, nicht wegzulaufen. Jedes Lachen kostet Kraft, jede Antwort ist eine Anstrengung.

Du musst nicht präsent sein, wenn Anwesenheit reicht. Auch das ist eine Form von Mut.

- 70 -

Wenn Hilfe zur Belastung wird

Manchmal ist gut gemeinte Unterstützung das Letzte, was du brauchst.

Die Nachrichten häufen sich. "Wie geht's dir?", "Kann ich was tun?". Jede einzelne kommt von Herzen, und trotzdem fühlst du dich erdrückt. Die Erwartung, dankbar zu sein, wiegt schwer. Die Energie, die du zum Antworten bräuchtest, hast du nicht. Also stapeln sich die ungelesenen Nachrichten und mit ihnen deine Schuldgefühle. Du weißt, sie meinen es gut, aber ihr Mitgefühl fühlt sich an wie eine weitere Aufgabe auf deiner endlosen Liste.

Gut gemeinte Hilfe kann aber zur Überforderung werden, wenn sie nicht das ist, was du gerade brauchst. Menschen wollen helfen, weil sie deine Hilflosigkeit nicht ertragen, nicht unbedingt, weil du darum gebeten hast. Ihre Hilfsangebote beruhigen oft mehr sie selbst als dich. Du darfst diese Hilfe ablehnen, ohne undankbar zu sein. Du darfst um Raum bitten, um Stille, um Zeit ohne Nachfragen.

Was du brauchst, bestimmst du selbst. Niemand anders kann wissen, welche Form von Unterstützung dir gerade hilft. Manchmal ist das Beste, was andere für dich tun können, dich in Ruhe zu lassen. Auch das ist eine Form von Fürsorge, auch wenn es sich für sie falsch anfühlt.

"Danke, aber gerade brauche ich einfach Zeit für mich." Mehr Erklärung bist du niemandem schuldig.

Die Einsamkeit frisst dich auf

Du wachst auf und die Leere ist schon da,
hungrig und gierig nach deiner Substanz.

Sie kriecht in jede Ritze deiner Seele,
nimmt den Platz ein, wo früher Verbindung war.
Die Isolation nährt sich von dir,
wird größer, während du kleiner wirst.

Du scrollst durch Kontakte,
findest niemanden, dem du schreiben könntest.
Nicht weil niemand da ist, sondern weil
die Einsamkeit dich stumm macht.

Sie hat sich zwischen dich
und die Welt geschoben,
eine transparente Wand,
die alles dämpft.

Du erreichst niemanden mehr
und niemand erreicht dich.

- 71 -

Rückkehr in die Arbeitswelt

Der Schreibtisch wartet,
aber du bist nicht mehr dieselbe Person.

Die Arbeit, die früher Routine war, fühlt sich jetzt überwältigend an. Deine Konzentration ist zersplittert, deine Belastbarkeit geschrumpft. Kollegen erwarten die alte Leistung, während du kämpfst, überhaupt den Computer einzuschalten. Die Normalität des Büroalltags wirkt grotesk nach allem, was du durchgemacht hast. Meetings über Quartalszahlen erscheinen dir absurd, wenn deine Welt in Trümmern liegt.

Der Wiedereinstieg ist ein Balanceakt zwischen dem Bedürfnis nach Normalität und der Realität deiner verminderten Kräfte. Vielleicht beginnst du mit wenigen Stunden, vielleicht nur mit einfachen Aufgaben. Das ist keine Rückentwicklung, sondern Selbstfürsorge. Deine Kollegen müssen nicht alles wissen, aber ein offenes Gespräch mit deinem Vorgesetzten kann Druck nehmen. Die meisten Arbeitgeber sind verständnisvoller, als du denkst, wenn du klar kommunizierst, was du gerade leisten kannst und was nicht.

Heute erledigst du eine einzige Aufgabe.
Morgen vielleicht zwei. Schritt für Schritt zurück.

- 72 -

Online-Communities als Rettungsanker

Im Internet findest du Menschen,
die deine Sprache sprechen.

Hinter dem Bildschirm entdeckst du eine Welt voller Menschen, die ähnliche Kämpfe führen. In Foren und Gruppen teilen sie Geschichten, die deiner gleichen. Endlich musst du nichts erklären, nichts rechtfertigen. Sie verstehen die schlaflosen Nächte, die Panikattacken, die Trigger, ohne dass du große Worte machen musst. Diese digitalen Verbindungen fühlen sich oft realer an als die Menschen in deinem direkten Umfeld.

Online-Freundschaften sind nicht weniger wertvoll als persönliche Begegnungen. Im Gegenteil, sie bieten dir Kontrolle über Nähe und Distanz. Du kannst antworten, wann du Kraft hast, dich zurückziehen, wenn es zu viel wird. Niemand sieht deine Tränen, niemand bemerkt dein Zittern. Du teilst nur das, was du teilen willst, in deinem Tempo.

Lass dir von niemandem einreden, dass diese Verbindungen nicht echt sind. Sie halten dich über Wasser, wenn die reale Welt zu schwer wird. Sie geben dir Hoffnung, dass Heilung möglich ist, weil du andere siehst, die denselben Weg gehen.

Heute schreibst du einen Kommentar in einer Gruppe.
Nur ein Herz-Emoji reicht auch.
Du bist nicht allein.

Ich fühle mich schmutzig und kaputt

Die Scham hat sich in mir eingenistet,
jahrelang gewachsen, bis sie Teil von mir wurde.

Ich trage sie wie einen unsichtbaren Makel,
der mich von anderen trennt.
Alle meine Fehler, meine Unzulänglichkeiten,
kleben an mir wie Etiketten.

Die Stimmen von damals hallen noch nach,
sagen mir, dass ich nicht genug bin.
Zu schwierig, zu kompliziert, zu viel.
Ihre Worte wurden zu meinen Gedanken.

Ich verstecke mich hinter Perfektion,
aber innerlich weiß ich die Wahrheit.
Dass etwas in mir falsch ist,
schon immer falsch war.

Diese Überzeugung sitzt so tief,
dass ich nicht weiß, wo sie endet und ich beginne.
Als wäre die Scham mein Fundament,
auf dem alles andere aufgebaut ist.
Ohne sie weiß ich nicht, wer ich bin.

- 73 -

Die Maske fällt, Stück für Stück

Authentizität braucht Mut, aber sie befreit.

Du hast so lange die starke Version von dir gespielt, dass du fast vergessen hast, wer du wirklich bist. Die Maske wurde zu deiner zweiten Haut, schwer und erstickend. Aber langsam, ganz langsam, beginnst du sie abzulegen. Ein ehrliches "Mir geht es nicht gut" hier, ein Moment der Tränen dort. Jedes Mal, wenn du dich traust, echt zu sein, wird es ein bisschen leichter.

Mit jedem Stück Maske, das fällt, kommst du dir selbst näher. Du entdeckst, dass manche Menschen dich mehr mögen, wenn du verletzlich bist. Sie sehen deine Menschlichkeit, nicht deine Perfektion, und das zieht sie an. Andere werden sich abwenden, irritiert von deiner neuen Ehrlichkeit. Auch das ist in Ordnung. Sie waren nie deine Menschen, sondern Fans deiner Vorstellung.

Zeig heute einem Menschen ein kleines Stück deiner wahren Gefühle. Die Welt wird nicht untergehen.

- 74 -

Triggerwarnungen im echten Leben

Der Alltag kommt ohne Vorwarnung.

Im Internet kannst du Triggerwarnungen lesen und entscheiden, ob du weiterliest. Im echten Leben knallen die Trigger unangekündigt in dein System. Ein Geruch im Supermarkt, ein bestimmter Tonfall, eine harmlose Geste, und plötzlich bist du wieder dort. Dein Körper reagiert, bevor dein Verstand eingreifen kann. Die Welt wird zum Minenfeld, und du weißt nie, wann der nächste Trigger explodiert.

Navigation durch diese unsichtbaren Gefahren erfordert ständige Wachsamkeit und gleichzeitig den Mut, nicht alles zu vermeiden. Du entwickelst Strategien, lernst deine Frühwarnzeichen kennen, packst Notfalltools ein. Manchmal verlässt du Situationen, manchmal bleibst du und atmest durch den Sturm. Beides ist richtig, je nachdem, was du an diesem Tag leisten kannst. Du lernst den Unterschied zwischen sinnvoller Vermeidung und lähmender Angst.

Jeder überstandene Trigger macht dich stärker, aber du musst dich nicht allem stellen. Manche Schlachten sind es nicht wert, gekämpft zu werden. Du entscheidest, wann du bereit bist für Konfrontation und wann Selbstschutz Vorrang hat. Heilung bedeutet nicht, alles aushalten zu müssen.

Heute planst du einen Fluchtweg, bevor du das Haus verlässt. Sicherheit geht vor.

Du fühlst dich kaputt und allein

Die Scherben deines alten Ichs
liegen überall in dir verstreut.

Du versuchst sie zusammenzusetzen,
aber die Teile passen nicht mehr.
Etwas Fundamentales ist zerbrochen,
etwas, das sich nicht reparieren lässt.

Die anderen leben ihre heilen Leben,
während du in Trümmern sitzt.
Sie beschweren sich über Kleinigkeiten,
während du um jeden Sonnenaufgang kämpfst.

Diese Kluft macht dich noch einsamer.
Du bist umgeben von Menschen und fühlst
dich wie von einem anderen Stern,
Sie sprechen eine Sprache,
die du verloren hast.

- 75 -

Wir bauen Brücken, keine Mauern

Schutz ist wichtig, aber totale Isolation heilt nicht.

Nach dem Trauma ist der Impuls, sich komplett zurückzuziehen, überwältigend stark. Mauern hochzuziehen scheint der einzige Weg, um sicher zu sein. Niemand kann dich verletzen, wenn niemand an dich herankommt. Aber in dieser selbst gewählten Festung wird die Einsamkeit zum eigenen Gift. Die Mauern, die dich schützen sollen, werden zu deinem Gefängnis.

Heilung passiert in Verbindung, auch wenn das paradox klingt. Du brauchst andere Menschen, um zu lernen, dass nicht alle gefährlich sind. Du brauchst Zeugen für deinen Schmerz, Begleiter für deinen Weg. Brücken zu bauen bedeutet nicht, dich schutzlos zu machen. Es bedeutet, kontrollierte Zugänge zu schaffen, Tore, die du öffnen und schließen kannst. Menschen dürfen dich besuchen, aber du bestimmst, wann und wie lange.

Heute lässt du einen Menschen ein kleines Stück näher kommen. Nur einen Zentimeter. Das reicht.

Ich kann die Vergangenheit nicht loslassen

Die Vergangenheit lebt in mir weiter,
frisch wie am ersten Tag.

Ich versuche vorwärts zu gehen,
aber die Erinnerungen ziehen mich zurück.
Sie überfallen mich beim Geschirrspülen,
beim Einkaufen, mitten im Gespräch.

Mein Gehirn spielt die alten Filme ab,
immer und immer wieder.
Als müsste ich sie noch verstehen,
als gäbe es eine Lösung, die ich übersehen habe.

Die Zeit heilt keine Wunden,
sie macht sie nur unsichtbarer.
Die Jahre vergehen,
aber der Schmerz bleibt frisch.

Ich beneide Menschen, die vergessen können.
Die ihre Vergangenheit ablegen wie alte Kleider.
Meine klebt an mir,
bestimmt jeden neuen Tag.

Ich bin gefangen in einer Zeit,
die längst vorbei sein sollte.

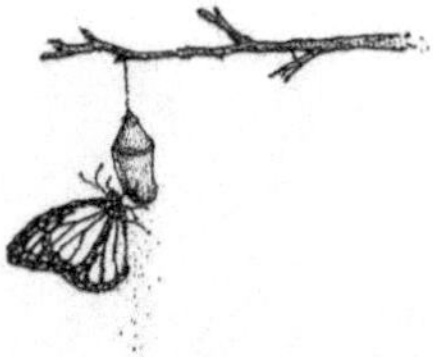

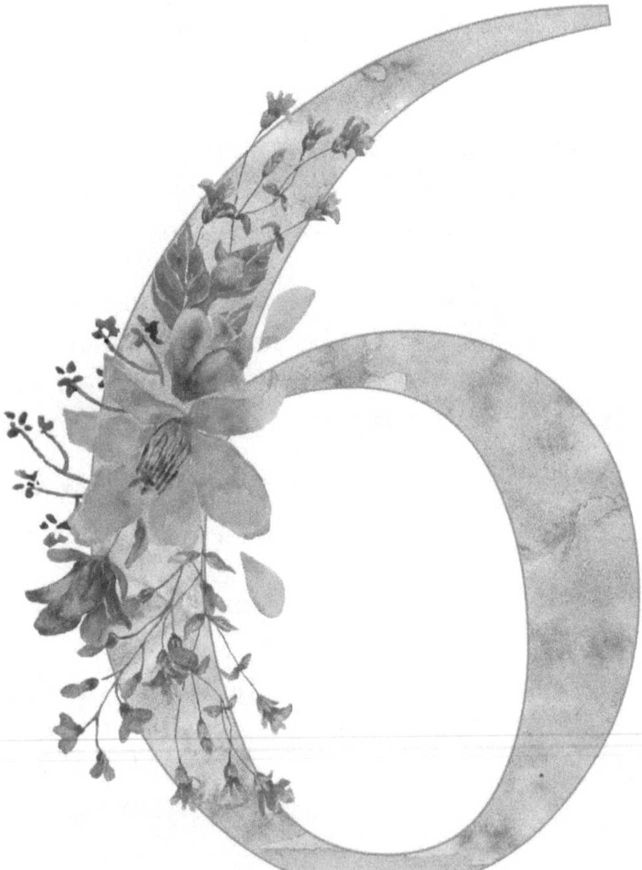

Verwundbar und stark

Deine Narben erzählen nicht von Schwäche, sondern davon, dass du stärker warst als das, was dich verletzen wollte. Du bist hier. Du hast überlebt. Du bist genug.

Du bist angekommen. Nicht an einem Ort der Perfektion, nicht in einem Leben ohne Schatten, aber an einem Punkt, an dem du verstehst: Heilung bedeutet nicht, unversehrt zu sein. Sie bedeutet, mit deinen Narben zu leben und in ihnen eine eigene Art von Schönheit zu erkennen. Wie die japanische Kunst des Kintsugi, bei der zerbrochene Keramik mit Gold repariert wird, sind deine Bruchstellen nicht versteckt oder beschämt. Sie sind Teil deiner Geschichte, durchzogen von der goldenen Erfahrung des Überlebens und Weiterwachsens.

Was du gelernt hast, lässt sich nicht mehr verlernen. Du weißt jetzt, dass du zerbrechlich bist, aber diese Zerbrechlichkeit macht dich nicht schwach. Im Gegenteil, sie hat dich gelehrt, was wirklich wichtig ist. Sie hat dir eine Tiefe gegeben, die anderen vielleicht fehlt. Du siehst die Welt mit anderen Augen, spürst die feinen Risse in den Fassaden anderer Menschen, erkennst die stillen Kämpfe, die so viele führen. Diese Sensibilität ist kein Fluch, sondern eine Gabe. Sie macht dich zu einem Menschen, der wirklich versteht, der Raum halten kann für die Schmerzen anderer, weil du deinen eigenen Raum gefunden hast.

Du sammelst Erfahrung. Und diese Erfahrung ist wichtig. Es gibt keinen Punkt, an dem du sagen könntest, jetzt sei die Heilung abgeschlossen. Stattdessen gibt es eine wachsende Akzeptanz für die Wellenbewegungen des Lebens. Gute Tage und schwierige Tage. Momente der Leichtigkeit und Momente, in denen die alten Schatten noch einmal nach dir greifen. Der Unterschied ist, dass du jetzt weißt, dass auch das vorbeigeht. Du hast ein Repertoire an Möglichkeiten entwickelt, mit diesen Schwankungen umzugehen. Du bist nicht mehr hilflos ausgeliefert, sondern kannst wählen, wie du reagierst.

In dieser Phase deiner Reise entdeckst du eine neue Form von Stärke. Es ist nicht die harte, unnachgiebige Stärke, die keine Schwäche zeigt. Es ist eine fließende, flexible Stärke, die sich biegen kann, ohne zu brechen. Du hast gelernt, dass es mutig ist, um Hilfe zu bitten. Dass es stark ist, Grenzen zu setzen. Dass es weise ist, gut zu dir selbst zu sein. Diese neue Definition von Stärke erlaubt dir, authentisch zu sein. Du musst nicht mehr vorgeben, alles im Griff zu haben. Du darfst Mensch sein, mit all deinen Facetten.

Die Beziehungen in deinem Leben haben sich gewandelt. Du umgibst dich mit Menschen, die deine Ganzheit sehen und schätzen. Menschen, die verstehen, dass deine Geschichte dich geprägt, aber nicht definiert hat. In diesen Beziehungen erfährst du eine Qualität von Verbindung, die tiefer geht als oberflächliche Harmonie. Es ist eine Verbindung, die Raum lässt für Ehrlichkeit, für schwierige Gefühle, für die Komplexität des

Menschseins. Du hast gelernt, dass wahre Intimität nicht bedeutet, perfekt zu sein, sondern sich in seiner Unvollkommenheit zeigen zu können.

Deine Narben sind zu Landkarten geworden. Sie erzählen die Geschichte deiner Reisen durch dunkle Täler und über steile Berge. Sie zeigen, wo du gewesen bist, aber bestimmen nicht, wohin du gehst. Du hast die Autorschaft über deine Geschichte zurückgewonnen. Was dir widerfahren ist, war nicht deine Wahl. Aber was du daraus machst, wie du damit lebst, welche Bedeutung du dem gibst, das liegt in deiner Hand. Diese Erkenntnis ist befreiend. Du bist nicht mehr Opfer deiner Vergangenheit, sondern Gestalter deiner Gegenwart.

Und auf einmal werden Optionen sichtbar, die im alten Denkmuster keinen Platz hatten. Du entdeckst, dass deine Erfahrung dich zu einem Brückenbauer gemacht hat. Du kannst zwischen den Welten vermitteln, zwischen denen, die die Dunkelheit kennen, und denen, die im Licht leben. Deine Empathie, geboren aus eigenem Schmerz, wird zu einem Geschenk für andere. Nicht weil du dich aufopferst, sondern weil du aus einem vollen Herzen geben kannst, das seine eigenen Grenzen kennt und achtet.

Die Zukunft hat ihre bedrohliche Qualität verloren. Sie ist nicht mehr ein dunkler Wald voller Gefahren, sondern ein weites Feld voller Möglichkeiten. Du planst wieder, träumst wieder, hoffst wieder. Nicht naiv, nicht blind für die Realitäten des Lebens, aber mit einem grundlegenden Vertrauen, dass du mit dem umgehen kannst, was kommt. Du hast das Schlimmste überlebt. Du hast dich selbst wiedergefunden. Was sollte dir jetzt noch Angst machen? Das bedeutet nicht, dass das Leben nun einfach ist. Es bedeutet, dass du gelernt hast, mit seiner Komplexität zu tanzen. Du weißt, dass Schmerz zum Leben gehört, aber er definiert es nicht. Du weißt, dass Verlust unvermeidlich ist, aber er ist nicht das Ende. Du weißt, dass Verbindung riskant ist, aber das Risiko wert. Diese Weisheit, erkauft mit deinem eigenen Leiden, macht dich zu einem Menschen, der das Leben in seiner Fülle umarmen kann.

Was bleibt, ist Dankbarkeit. Nicht für das, was geschehen ist, das wäre zynisch. Aber für das, was du daraus gemacht hast. Für die Menschen, die dich begleitet haben. Für deine eigene Widerstandskraft, die dich hierhergetragen hat. Für die kleinen Momente der Schönheit, die sich auch in den dunkelsten Zeiten gezeigt haben. Diese Dankbarkeit ist keine aufgesetzte Positivität, sondern eine tiefe Anerkennung des Lebens in all seinen Schattierungen.

Du stehst jetzt an einem Ort, von dem aus du zurückblicken und vorausschauen kannst. Hinter dir liegt ein Weg, der steinig war, der dich an deine Grenzen gebracht hat, der dich gezwungen hat, über dich hinauszuwachsen. Vor dir liegt ein Weg, der ungewiss ist, wie alle Wege, aber du gehst ihn mit der Gewissheit, dass du die Stärke hast, ihn zu meistern. Du bist verwundbar, ja. Aber du bist auch unglaublich stark. Du bist gezeichnet von deiner Geschichte, aber nicht gefangen in ihr. Du bist ein Mensch, der die Tiefen kennt und gerade deshalb die Höhen zu schätzen weiß.

Dies ist kein Ende, sondern ein Anfang. Der Anfang eines Lebens, das nicht trotz, sondern mit deinen Erfahrungen gelebt wird. Ein Leben, das reicher ist, weil es die Armut kennt. Das liebevoller ist, weil es die Einsamkeit kennt. Das mutiger ist, weil es die Angst kennt. Du bist nicht geheilt im Sinne von wieder wie früher. Du bist geheilt im Sinne von ganz. Ganz du selbst, mit allem, was dazugehört. Verwundbar und stark. Gebrochen und heil. Ängstlich und mutig. Alles gleichzeitig, alles Teil von dir, alles willkommen. Das ist die wahre Integration. Das ist die wahre Heilung. Das ist dein Geschenk an dich selbst und an die Welt.

- 76 -

Narben als Landkarte

Deine Narben erzählen die Geschichte deiner Reise.

Jede Narbe auf deiner Seele markiert einen Ort, an dem du gekämpft und überlebt hast. Sie sind keine Zeichen deines Versagens, sondern Wegmarken deiner Stärke. Wo andere nur Beschädigung sehen, trägst du eine Karte deiner Resilienz. Die Linien zeigen nicht, wo du gebrochen bist, sondern wo du dich selbst zusammengehalten hast, als alles auseinanderfiel. Deine Narben sind der Beweis, dass du Stürme überstanden hast, die andere nicht einmal erahnen können.

Aus dieser Landkarte wird dein Wegweiser für andere, die noch im Dunkeln tappen. Du kennst die gefährlichen Stellen, die sicheren Häfen, die verborgenen Pfade zur Heilung. Deine Narben werden zu Leuchtfeuern für Menschen, die denselben Weg gehen müssen. Was dich einst entstellt hat, macht dich heute einzigartig. Du bist nicht trotz deiner Narben schön, sondern mit ihnen, durch sie, wegen ihnen.

Heute betrachtest du eine deiner Narben mit Stolz.
Sie zeigt, dass du noch immer hier bist.

- 77 -

Stärke neu definiert

Wahre Stärke zeigt sich in der Verletzlichkeit.

Die Welt hat dir beigebracht, dass Stärke bedeutet, keine Schwäche zu zeigen. Hart zu sein, unerschütterlich, undurchdringlich. Nach dem Trauma weißt du es besser. Echte Stärke liegt darin, zu weinen, wenn die Tränen kommen. Hilfe zu suchen, wenn du sie brauchst. Zuzugeben, dass du nicht immer funktionierst. Der Mut, deine Zerbrechlichkeit zu zeigen, übertrifft jede gespielte Härte.

Sanft zu bleiben nach der Verletzung ist ein revolutionärer Akt. Du lässt zu, dass andere deine Wunden sehen, nicht aus Schwäche, sondern aus der Stärke heraus, authentisch zu sein. Jedes Mal, wenn du um Unterstützung bittest, rebellierst du gegen die toxische Vorstellung, alles allein schaffen zu müssen. Deine neue Stärke ist flexibel wie Wasser, nicht starr wie Stein.

Ein Herz, das sich nach dem Bruch wieder öffnet, beweist mehr Mut als eines, das sich nie verletzlich gemacht hat. Du hast gelernt, dass wahre Stärke darin liegt, immer wieder aufzustehen, nicht darin, niemals zu fallen.

Heute zeigst du deine Verletzlichkeit jemandem, der sie verdient. Das ist wahre Stärke.

- 78 -

Deine Sensibilität als Superkraft

Was dich verletzlich macht,
macht dich auch besonders.

Seit dem Trauma nimmst du alles intensiver wahr. Stimmungen im Raum, unterschwellige Spannungen, die leisesten Veränderungen in der Atmosphäre. Was sich oft wie eine Last anfühlt, ist in Wahrheit eine fein abgestimmte Wahrnehmung. Du siehst, was andere übersehen, spürst, was andere ignorieren.

Dein Nervensystem hat gelernt, auf kleinste Signale zu achten, und diese Fähigkeit kannst du nutzen. Du erkennst Menschen in Not, bevor sie um Hilfe bitten. Du spürst Lügen, bevor sie ausgesprochen werden. Deine Intuition ist geschärft wie ein Messer. Was als Überlebensmechanismus begann, wird zu deiner besonderen Gabe. Du bist ein menschlicher Seismograf für die unsichtbaren Beben um dich herum.

Deine Feinfühligkeit ist eine Gabe. Setze sie bewusst ein, statt dich für sie zu schämen.

Du hast überlebt, jetzt willst du leben

Das Überleben ist dir zur
zweiten Natur geworden.
Aber tief in dir regt sich eine Sehnsucht.

Du willst mehr als nur durchhalten.
Mehr als nur funktionieren.
Du willst wieder lachen.
Ohne es zu erzwingen.
Planen ohne Angst.
Träumen ohne Schrecken.

Die Kraft, die dich am Leben hielt,
will jetzt leben. Richtig leben.
Du spürst es in kleinen Momenten.
Wenn Musik dich wieder berührt.
Wenn ein Lächeln echt ist.

Der Überlebenskampf war notwendig.
Aber er ist nicht deine Bestimmung.

- 79 -

Mit der Angst leben lernen

Die Angst wird bleiben, aber sie muss nicht regieren.

Du hast versucht, die Angst loszuwerden, sie zu bekämpfen, sie zu besiegen. Aber sie kommt immer wieder, hartnäckig wie ein Schatten. Vielleicht ist der Kampf gegen sie der falsche Weg. Vielleicht geht es darum, mit ihr zu leben, wie mit einem ungebetenen Mitbewohner, der nicht ausziehen will. Du kannst lernen, sie zu tolerieren, ohne dass sie dein Leben bestimmt.

Die Angst wird Teil deiner Landschaft bleiben, aber du entscheidest, wie viel Raum sie einnimmt. Sie darf in der Ecke sitzen, leise vor sich hin murmeln, aber sie darf nicht mehr das Steuer übernehmen. Mit der Zeit wird sie kleiner, leiser, erträglicher. Sie wird von einem brüllenden Monster zu einem nervösen Flüstern.

Akzeptanz bedeutet nicht Kapitulation. Es bedeutet, deine Energie nicht mehr im Kampf zu verschwenden, sondern sie für dein Leben zu nutzen. Die Angst darf bleiben, aber das Leben gehört dir.

Lass die Angst heute einfach da sein. Beobachte sie, ohne zu reagieren. Sie hat keine Macht über dich.

- 80 -

Tränen als Zeichen von Mut

Nur die Starken trauen sich zu weinen.

Tränen sind keine Kapitulation, sondern Revolution. In einer Welt, die dir beibringt, alles herunterzuschlucken, ist Weinen ein Akt des Widerstands. Jede Träne sagt, dass du fühlst, dass du lebendig bist, dass du den Mut hast, dich von deinen Emotionen berühren zu lassen. Die Menschen, die deine Tränen als Schwäche sehen, haben Angst vor ihrer eigenen Verletzlichkeit.

Ebendieses Weinen ist die Sprache deiner Seele, wenn Worte nicht mehr reichen. Es reinigt, es befreit, es heilt. Deine Tränen ehren deinen Schmerz, würdigen deine Geschichte, bezeugen deine Menschlichkeit. Menschen, die nach einem Trauma noch weinen können, haben ihre Verbindung zu sich selbst nicht verloren. Sie haben den Mut, authentisch zu sein in einer Welt, die Masken bevorzugt. Deine Tränen beweisen, dass das Trauma dich nicht hart gemacht hat.

Weine, wann immer dir danach ist.
Jede Träne zeigt, dass du noch fühlst.

- 81 -

Anders, nicht kaputt

Du bist nicht beschädigt, nur verändert.

Das Trauma hat dich zu einem anderen Menschen gemacht, aber anders bedeutet nicht weniger wert. Du funktionierst jetzt nach anderen Regeln, brauchst andere Dinge, siehst die Welt durch andere Augen. Wo früher Naivität war, ist jetzt Weisheit. Wo Sorglosigkeit war, ist jetzt Achtsamkeit. Du bist nicht die kaputte Version deines alten Selbst, sondern eine neue Version, die durch Feuer gegangen ist.

Was dich anders macht, macht dich auch reich an Erfahrung, tief an Verständnis, stark in deinem Mitgefühl. Du verstehst Schmerz, den andere nicht kennen, siehst Nuancen, die anderen entgehen. Du bist ein Mensch mit Geschichte, nicht ein Opfer mit Schaden. Deine Veränderung ist Evolution, nicht Degeneration.

Niemand würde von einem Schmetterling erwarten, wieder eine Raupe zu werden. Auch du kannst nicht zurück, aber das macht dich nicht falsch. Du bist genau richtig, wie du jetzt bist, mit all deinen Eigenarten und Besonderheiten.

Umarme deine neue Version. Sie hat Dinge gesehen und überlebt, die dich weise gemacht haben.

Deine Narben machen dich menschlich

Du hast versucht, sie zu verstecken.
Diese Spuren deiner Geschichte.

Aber sie gehören zu dir.
Wie die Linien in deiner Hand.
Nicht schön, nicht hässlich.
Einfach da.

Andere tragen ihre eigenen Wunden.
Meist unsichtbar, gut verborgen.
Wenn sie deine sehen,
atmen sie erleichtert auf.
Sie sind nicht allein.

Du musst nicht perfekt sein.
Niemand ist das.
Deine Narben zeigen,
dass du stärker warst als das,
was dich brechen wollte.

Ich bin mehr als mein Trauma

Ich bin nicht nur die Summe meiner Verletzungen.
Nicht nur die Geschichte, die mich prägte.

Es gibt Teile in mir, die unberührt blieben.
Ecken meiner Seele, die heil sind.
Meine Liebe zur Musik.
Mein versteckter Humor.
Kleine Inseln des Friedens.

Das Trauma nimmt viel Raum ein.
Bestimmt viele meiner Tage.
Aber es ist nicht alles.

Ich bin auch der Mensch,
der morgens Kaffee trinkt.
Der über schlechte Witze lacht.
Der nachts von anderem träumt.
Der noch hofft.

Das Trauma ist Teil meiner Geschichte.
Ein prägender Teil.
Aber ich schreibe noch andere Kapitel.

Ich bin ein ganzer Mensch.
Nicht nur eine Diagnose.

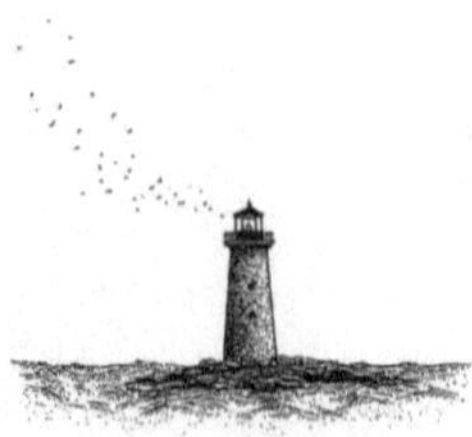

- 82 -

Der Phönix und seine Asche

Du bist beides: der Vogel, der aufsteigt,
und die Asche, aus der er emporsteigt.

Die Geschichte vom Phönix erzählt nur die Hälfte. Alle feiern den majestätischen Vogel, der aus der Asche steigt, aber niemand spricht über die Asche selbst. Du trägst beides in dir. Den Teil, der sich neu erfindet, und den Teil, der verbrannt ist. Die triumphalen Momente und die Zusammenbrüche. Du musst nicht das eine verleugnen, um das andere zu sein. Die Asche ist kein Makel, den du verstecken musst. Sie ist der fruchtbare Boden, aus dem deine neue Stärke wächst.

Heilung bedeutet nicht, die dunklen Kapitel aus deiner Geschichte zu reißen. Es bedeutet, sie als Teil des Ganzen zu akzeptieren. Du bist der Phönix in all seinen Phasen. Das Verbrennen, die Asche, der Neuanfang, der Flug. Jede Phase hat ihre Berechtigung, ihre Schönheit, ihre Notwendigkeit. Ohne die Asche gäbe es keinen Phönix. Ohne deinen Schmerz gäbe es nicht die Person, die du heute bist.

Ehre sowohl deine Asche als auch deine Flügel.
Beide machen dich vollständig.

- 83 -

Wenn aus Überleben Leben wird

Der Moment, wenn du merkst,
dass du nicht mehr nur durchhältst.

Lange Zeit war jeder Tag ein Kampf ums Überleben. Aufstehen, funktionieren, durchhalten, schlafen. Ein endloser Kreislauf des bloßen Existierens. Aber irgendwann passiert etwas Kleines, fast Unmerkliches. Du lachst über etwas Banales und es fühlt sich echt an. Du planst etwas für nächste Woche und freust dich darauf. Du merkst, dass du nicht mehr nur überlebst, sondern beginnst zu leben.

Der Übergang ist langsam und holprig. Manche Tage wirfst du zurück ins reine Überleben, aber immer öfter findest du dich beim Leben wieder. Du triffst Entscheidungen, die über das Notwendige hinausgehen. Du erlaubst dir kleine Freuden, ohne dich schuldig zu fühlen. Das Überleben war wichtig, es hat dich hierhergebracht, aber es ist nicht deine Endstation.

Jetzt beginnt dein zweites Leben, das bewusste, das gewählte. Du bist nicht mehr nur Passagier deiner Umstände, sondern beginnst, das Steuer zu übernehmen. Nach dem Überleben kommt das Leben, und es wartet darauf, von dir gestaltet zu werden.

Wähle heute eine Sache, die du tust, weil du leben willst, nicht weil du musst.

- 84 -

Was du anderen geben kannst

Aus deinen Wunden fließt Weisheit,
die andere heilen kann.

Du hast Wege durch die Hölle gefunden, die auf keiner Karte verzeichnet sind. Dieses Wissen macht dich zu einem unbezahlbaren Wegweiser für Menschen, die noch am Anfang ihrer Reise stehen. Nicht weil du alle Antworten hast, sondern weil du die richtigen Fragen kennst. Du weißt, wie sich die erste Panikattacke anfühlt, wie man durch schlaflose Nächte kommt, wie man weitermacht, wenn nichts mehr geht.

Deine Geschichte wird zum Rettungsring für jemanden, der gerade untergeht. Ein einfaches "Ich verstehe dich" von dir wiegt mehr als tausend gut gemeinte Ratschläge von Menschen, die es nicht erlebt haben. Du musst kein Therapeut werden, keine Bücher schreiben, keine Vorträge halten. Manchmal reicht es, einfach da zu sein, zuzuhören, zu nicken. Deine pure Existenz beweist anderen, dass man das überleben kann. Du bist der lebende Beweis, dass es weitergeht, auch wenn es sich unmöglich anfühlt.

Teile heute einen kleinen Teil deiner Geschichte mit jemandem, der es brauchen kann. Dein Schmerz kann heilen.

- 85 -

Frieden schließen mit dem, was war

Das Trauma gehört zu dir, aber es definiert dich nicht.

Der Kampf gegen die Vergangenheit kostet mehr Kraft als das Trauma selbst. Du hast versucht, es loszuwerden, zu vergessen, ungeschehen zu machen. Aber es bleibt Teil deiner Geschichte, eingraviert in deine Zellen. Frieden kommt nicht durch Verleugnung, sondern durch Integration. Das Trauma darf einen Platz in deinem Leben haben, nur nicht den ersten.

Was geschehen ist, wird immer geschehen sein. Aber die Bedeutung, die du dem gibst, kannst du verändern. Es war ein Kapitel, nicht das ganze Buch. Ein schweres Kapitel, ein prägendes, aber nur eines von vielen. Du schreibst jetzt neue Seiten, in denen das Trauma erwähnt wird, aber nicht mehr die Hauptrolle spielt.

Annehmen heißt nicht gutheißen. Es heißt nur, den Widerstand aufzugeben, der dich mehr verletzt als die Erinnerung selbst. Wenn du aufhörst, gegen deine Geschichte zu kämpfen, hast du Energie für deine Gegenwart.

Lege die Waffen nieder. Der Krieg gegen deine Vergangenheit ist vorbei. Du hast überlebt.

Du findest Sinn in deinem Schmerz

Lange hast du gefragt, warum.
Warum du, warum so viel, warum so lange.

Die Antwort kam nie.
Wird auch nie kommen.
Manche Dinge haben keinen Grund.
Sie passieren einfach.

Aber in dir wächst etwas Neues.
Ein Verstehen ohne Worte.
Eine Tiefe, die vorher nicht da war.
Du siehst klarer, fühlst mehr.

Der Schmerz hat dich verändert.
Nicht nur zerstört, auch geformt.
Du bist weiser ohne es zu wollen.
Stärker ohne es geplant zu haben.

Das macht es nicht gut.
Nichts macht es gut.
Aber es macht dich zu dem,
der du heute bist.

- 86 -

Erinnern ohne zu zerbrechen

Die Erinnerungen bleiben, aber sie verlieren ihre Macht.

Es gab eine Zeit, da hat dich jede Erinnerung zurück in den Abgrund gerissen. Ein Flashback konnte deinen ganzen Tag zerstören, eine unerwartete Assoziation dich wochenlang aus der Bahn werfen. Jetzt ist das anders. Die Erinnerungen kommen noch, aber sie überrollen dich nicht mehr. Du kannst sie betrachten wie alte Fotografien, mit Abstand, mit Mitgefühl für die Person, die du warst.

Du hast gelernt, Autor deiner eigenen Geschichte zu sein. Die Vergangenheit liefert den Stoff, aber du bestimmst, was du daraus machst. Die Erinnerungen sind Gäste in deinem Kopf, keine Eroberer mehr. Sie dürfen kurz vorbeischauen, aber sie müssen wieder gehen. Mit jedem Mal, wenn du eine Erinnerung überstehst ohne zu zerbrechen, wird sie schwächer und du stärker.

Wenn heute eine schwere Erinnerung kommt, atme durch sie hindurch. Sie ist nur ein Echo, keine Gegenwart.

- 87 -

Wachsen trotz allem

Aus dem dunkelsten Boden wachsen die stärksten Bäume.

Das Trauma sollte dich zerstören, aber stattdessen hat es dich transformiert. Du hast Fähigkeiten entwickelt, von denen du nicht wusstest, dass du sie besitzt. Mitgefühl, das aus eigenem Schmerz geboren wurde. Stärke, die nur durch Zerbrechen entstehen konnte. Weisheit, die man nicht aus Büchern lernt. Das ist posttraumatisches Wachstum, die Alchemie, die aus Blei Gold macht.

Du siehst die Welt jetzt mit anderen Augen. Oberflächlichkeiten interessieren dich nicht mehr, du suchst Tiefe. Kleine Momente bekommen große Bedeutung. Ein ruhiger Morgen ist ein Geschenk, ein ehrliches Gespräch ein Schatz. Was andere für selbstverständlich halten, weißt du zu schätzen.

Der Preis für diese Transformation war hoch, zu hoch. Niemand sollte so viel zahlen müssen für Weisheit. Aber da du ihn bereits gezahlt hast, darfst du die Früchte ernten. Dein Wachstum ehrt deinen Schmerz, gibt ihm einen Sinn, auch wenn er keinen hatte.

Erkenne heute eine Stärke an dir, die ohne dein Trauma nicht existieren würde. Sie gehört dir.

Mein Trauma hat mich verändert, aber nicht zerstört

Ich dachte, ich wäre zerbrochen.
Unwiderruflich kaputt.

Aber ich bin noch hier.
Verändert, ja.
Gezeichnet, sicher.
Aber nicht zerstört.

Ich funktioniere anders als früher.
Brauche mehr Pausen.
Mehr Sicherheit.
Mehr Zeit für alles.

Die Unbeschwertheit ist weg.
Die Naivität auch.
Aber dafür kam etwas Neues.
Tiefe. Verständnis. Mitgefühl.

Ich bin nicht mehr der Mensch von damals.
Werde es auch nie wieder sein.
Aber ich bin immer noch ein Mensch.
Der fühlt, liebt, hofft.

Das Trauma hat mich umgeformt.
Wie Feuer das Eisen.
Ich bin anders geworden.
Aber ich bin nicht zu Asche zerfallen.

- 88 -

Geteilter Schmerz verbindet

In der gemeinsamen Wunde finden wir zueinander.

Wenn du deine Geschichte mit anderen Betroffenen teilst, passiert etwas Magisches. Die Masken fallen, die Fassaden bröckeln, und übrig bleibt pure Menschlichkeit. Ihr erkennt euch in den Augen der anderen, ohne viele Worte. Ein Nicken, ein Blick, ein gemeinsames Schweigen sagt mehr als stundenlange Erklärungen. Diese Verbindung geht tiefer als normale Freundschaften, weil sie aus dem gleichen Schmerz geboren wurde.

In diesem geteilten Raum verwandelt sich euer individueller Schmerz in kollektive Stärke. Ihr seid Zeugen füreinander, haltet gemeinsam aus, was allein unerträglich wäre. Wenn einer seine dunkelste Stunde teilt, nicken die anderen wissend. Nicht aus Mitleid, sondern aus Wiedererkennung. Ihr spiegelt euch gegenseitig die Möglichkeit der Heilung vor. Was einer schafft, wird für alle zum Beweis, dass es möglich ist.

Öffne dich heute einem Menschen, der ähnlichen Schmerz kennt. Eure Wunden können sich gegenseitig heilen.

- 89 -

Das Ende ist der Anfang

Heilung ist kein Ziel, sondern eine Art zu leben.

Du wartest auf den Tag, an dem du "geheilt" bist, an dem alles vorbei ist, an dem du ankommen darfst. Aber dieser Tag wird nicht kommen, zumindest nicht so, wie du ihn dir vorstellst. Heilung ist kein Ort, den du erreichst, sondern ein Weg, den du gehst. Jeden Tag, mit jedem Schritt, mit jedem Atemzug. Es gibt kein großes Finale, keine Ziellinie, keine Urkunde.

Stattdessen gibt es unzählige kleine Momente des Wachsens. Tage, an denen es leichter wird, und Tage, an denen alte Wunden wieder schmerzen. Das ist kein Rückschritt, sondern der Rhythmus der Heilung. Sie verläuft in Spiralen, nicht in geraden Linien. Du kommst immer wieder an ähnlichen Punkten vorbei, aber jedes Mal ein bisschen höher, ein bisschen weiser.

Was wie ein Ende aussah, der Zusammenbruch, war eigentlich ein Anfang. Der Beginn deiner bewussten Reise, deines achtsamen Lebens. Du bist jetzt wacher, präsenter, lebendiger als je zuvor. Das Trauma hat dich gezwungen, wirklich zu leben, statt nur zu existieren.

Feiere heute deinen Weg, nicht ein imaginäres Ziel.
Jeder Schritt ist Heilung.

Du bist nicht mehr allein mit deiner Geschichte

Lange warst du der Einzige.
Der Einzige, der wusste, wie es sich anfühlt.

Du hast geschwiegen.
Aus Scham, aus Angst.
Die Geschichte in dir eingeschlossen.
Wie ein Gift, das dich auffrisst.

Dann hast du angefangen zu sprechen.
Und andere haben genickt.
Ihre eigenen Geschichten erzählt.
Ähnlich und doch anders.

Du bist nicht mehr allein.
Es gibt viele wie dich.
Ihr seid zusammen.

Die Einsamkeit ist gebrochen.
Du musst deine Geschichte
nicht mehr alleine tragen.

- 90 -

Du bist genug

Mit all deinen Narben, deinen Kämpfen, deiner Geschichte.

Du musst nichts mehr beweisen. Nicht, dass du stark genug bist, denn du hast bereits überlebt. Nicht, dass du es wert bist, denn dein Wert stand nie zur Debatte. Nicht, dass du heilen kannst, denn du tust es bereits jeden Tag. Du bist genug, genau so, wie du in diesem Moment bist. Mit deinen guten und schlechten Tagen, deinen Fortschritten und Rückschlägen, deinen Narben und deiner Schönheit.

Vollständig zu sein bedeutet nicht, perfekt zu sein. Es bedeutet, alle Teile von dir anzunehmen, auch die zerbrochenen, die ängstlichen, die wütenden. Du bist ein Mosaik aus allen deinen Erfahrungen, und jedes einzelne Stück gehört dazu. Die dunklen Steine machen die hellen erst sichtbar. Ohne Schatten kein Licht, ohne Schmerz keine Heilung, ohne Verlust kein Wachstum.

Du bist genug. Punkt. Keine Bedingungen, keine Wenn und Aber. Einfach genug.

Ich bin durch mein Trauma gewachsen

Ich hätte dieses Wachstum nie gewählt.
Niemals um diesen Preis.

Aber es ist passiert.
Aus dem Schmerz kam Tiefe.
Aus der Angst kam Achtsamkeit.
Aus der Verzweiflung kam Mitgefühl.

Ich verstehe jetzt Dinge,
die ich nie verstehen wollte.
Kenne Abgründe, die ich nie sehen wollte.
Aber auch Stärken, von denen ich nicht wusste,
dass ich sie habe.

Ich bin weiser geworden.
Nicht weil ich es wollte.
Sondern weil ich musste.
Um zu überleben.

Das Wachstum kam durch Schmerz.
Jede neue Erkenntnis kostete Tränen.
Jeder Fortschritt war ein Kampf.

Trotzdem bin ich dankbar.
Nicht für das Trauma.
Aber für die Person,
zu der ich dadurch wurde.

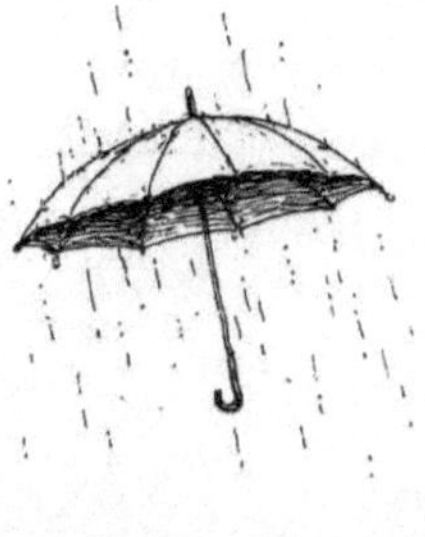

Dein Weg geht weiter

Du hast es bis hierher geschafft. Nicht nur durch dieses Buch, sondern durch alles, was dich zu diesen Seiten geführt hat. Das allein beweist deine unglaubliche Stärke.

Die Reise, die vor dir liegt, wird nicht linear verlaufen. Es wird Tage geben, an denen du das Gefühl hast, rückwärts zu gehen, und andere, an denen du Sprünge machst, die du nie für möglich gehalten hättest. Beides gehört dazu. Heilung tanzt mehr, als dass sie marschiert. Was auch immer dein Trauma war, wie lange es her ist oder wie sehr es noch schmerzt – deine Gefühle sind berechtigt. Du musst dich vor niemandem rechtfertigen, nicht einmal vor dir selbst. Es gibt keinen Zeitplan für Heilung, keine Deadline für Tränen, keine Ablaufdatum für Schmerz. Du darfst dir alle Zeit nehmen, die du brauchst. Jahre, wenn es Jahre braucht.

Auf deinem Weg wirst du Menschen treffen, die deine Geschichte nicht verstehen. Das ist in Ordnung. Du brauchst nicht die Zustimmung aller, nur die Unterstützung einiger weniger, die wirklich sehen, wer du bist. Und du wirst sie finden – Menschen, die deine Sprache sprechen, die deine Stille verstehen, die neben dir sitzen können, ohne zu urteilen.

Vergiss nicht, dass Heilung nicht bedeutet, zu dem Menschen zurückzukehren, der du vor dem Trauma warst. Diese Person existiert nicht mehr, und das ist keine Tragödie. Du wirst jemand Neues, jemand, der Tiefen kennt und trotzdem nach Licht sucht. Jemand, der die Zerbrechlichkeit des Lebens versteht und es gerade deshalb wertschätzt. Deine Sensibilität ist keine Bürde, sondern ein Kompass. Deine Narben sind keine Fehler, sondern Landkarten. Du bist nicht beschädigt. Du bist erfahren.

An den Tagen, an denen alles zu viel wird – und diese Tage werden kommen – erinnere dich daran: Du musst nicht perfekt heilen. Du musst nicht stark sein. Du musst nicht beweisen, dass du es wert bist. Du bist es bereits. Mit all deinen Brüchen, deinen Ängsten, deinen Zweifeln. Du bist genug, genau so, wie du heute bist. Und morgen wirst du wieder genug sein, egal wie dieser Tag aussieht.

Dein Weg gehört dir. Geh ihn in deinem Tempo, mit deinen Pausen, mit deinen Umwegen. Du kommst an, wann du ankommst.

Und bis dahin ist jeder Schritt ein Sieg.

Impressum

Deutschsprachige Erstausgabe August 2025

Lindenstr. 18a, 96163 Gundelsheim

www.avenoir-verlag.de

Instagram: @AvenoirVerlag

kontakt@avenoir-verlag.de

Text: Katha Müller

Lektorat: Brigitte Weber

Buchsatz: Franziska Schneider

ISBN: 978-3-9827047-8-4

Buchempfehlung

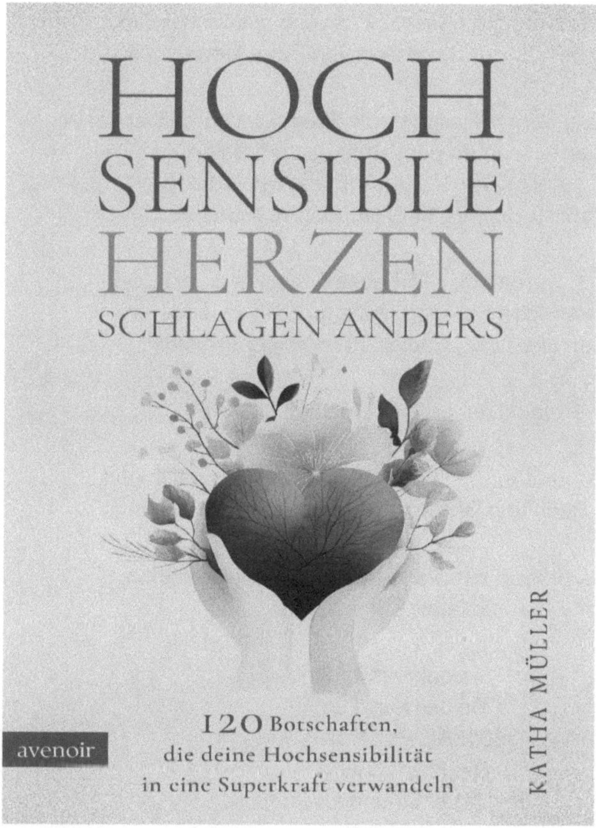

Hochsensible Herzen schlagen anders

Katha Müller

ISBN: 978-3982704777
ISBN: 978-9403820064

120 Botschaften, die deine Hochsensibilität in eine Superkraft verwandeln

Dieses Buch wurde in Übereinstimmung mit den GPSR-Richtlinien der EU zur Sicherheit von Produkten erstellt.

Die Verordnung über die allgemeine Produktsicherheit ist der aktualisierte Rahmen der Europäischen Union, um sicherzustellen, dass alle Verbraucherprodukte, einschließlich Bücher, für Verbraucher sicher sind.

Dieses Buch wurde von CPI books GmbH gedruckt. Der Drucker hat Sicherheitszertifikate für die verwendeten Materialien wie Tinte, Papier und Kleber ausgestellt.

Die Produktkennung ist: 9783982704784

Der Autor ist für den Inhalt des Buches verantwortlich und hat das Buch von Bookmundo produzieren lassen.

Sollten Sie Fragen zur Sicherheit des Produkts haben, kontaktieren Sie uns bitte.

Bookmundo
Delftsestraat 33
3013AE Rotterdam
Die Niederlande
info@bookmundo.com

FSC
www.fsc.org
MIX
Papier | Fördert gute Waldnutzung
FSC® C083411

Zeitfracht Medien GmbH
Ferdinand-Jühlke-Straße 7
99095 Erfurt, Deutschland
produktsicherheit@kolibri360.de